·常见病百家百方丛书·

中华中医药学会科普分会组织编写

总主编　温长路

慢性胃炎百家百方

袁红霞　杨幼新　杜　昕　编著

中国中医药出版社

·北京·

图书在版编目（CIP）数据

慢性胃炎百家百方/袁红霞，杨幼新，杜昕编著．—北京：中国中医药出版社，2012.9（2020.5 重印）

（常见病百家百方丛书）

ISBN 978 - 7 - 5132 - 0736 - 2

Ⅰ.①慢…　Ⅱ.①袁…②杨…③杜…　Ⅲ.①慢性病：胃炎 - 验方 - 汇编　Ⅳ.①R289.5

中国版本图书馆 CIP 数据核字（2012）第 000946 号

中国中医药出版社出版

北京经济技术开发区科创十三街 31 号院二区 8 号楼

邮政编码　100176

传真　010 64405750

三河市同力彩印有限公司印刷

各地新华书店经销

*

开本 880 × 1230　1/32　印张 8　字数 176 千字

2012 年 9 月第 1 版　2020 年 5 月第 3 次印刷

书　号 ISBN 978 - 7 - 5132 - 0736 - 2

*

定价 29.00 元

网址　www.cptcm.com

总　序

　　理、法、方、药，是支撑中医药学的四大支柱，彰显出中医药学的特征，构成了中医药学的全部。清代学者纳兰性德有"以一药遍治众病之谓道，以众药合治一病之谓医"的高论（《渌水亭杂识·卷四》），说的既有药与方的关系，也有方与治的关系，而在其间起到维系作用的就是方。历史告诉人们，保存于中医药典籍中的的秘方、验方竟多达30余万首，有详细记载的就有6万首之多。自中医药学祖本《黄帝内经》的13方始，到被称为"方书之祖"张仲景《伤寒杂病论》的113方，中医方剂学已经由雏形逐渐成就了强势的根基，为之后的完善和发展打下了可靠的基础。透过晋代《肘后方》，唐代《千金要方》和《千金翼方》，宋代《太平圣惠方》、《太平惠民和剂局方》、《圣济总录》，明代《普济方》、《古今医通》、《证治准绳》，清代《医宗金鉴》、《医部全录》等典籍中留下的历史记忆，清晰可见中医方剂学不断丰满、壮大的不凡轨迹。1998年上海科学技术文献出版社出版的《中华医方精选辞典》，共收入"具有临床使用价值或有开发利用前途"的方剂20773首（该书《前言》），反映了现代人对处方认识和应用上的巨大成就。这些处方中，有许多经过千锤百炼，至今仍一直在临床上发挥着作用，堪称为中医的"镇家之宝"。如果加上今人在继承前人基础上的大量发挥、创造、出新，中医的处方的确是难以准确计数了。

在中医治疗中，一病多方、一方多用是普遍存在的现象，这正是中医学辨证论治这一活的灵魂的体现。中医学家们认真体察、总结异病同治、同病异治的内涵和规律，因人而论，因时而变，因地而异，把灵活思维、灵活选药、灵活拟方、灵活作战的法器应用到了淋漓尽致的程度，充分展示了中医药文化的广袤属性和中医药人的聪明智慧。俗话有"条条道路通北京"之说，不同的方、不同的治，可以达到相同的目的，理一也。这个理，就是中医学的基本原理、基本法则。我们推出的《常见病百家百方丛书》，是对这一原理的具体效法，是汇集古今众多医家的经验，从不同的角度、侧面，不同的思维方法对中医原理的另一种方式的诠释。书名中的"百方"，是个约数，实际上是百首左右的意思。这些处方中，既有来自先贤们的经典方，也有现代医家们的经验方，都是有据可查的。对于处方的出处，引文后都有明确的注明，以表示对原作者、编者、出版者劳动成果的尊重。这里，还要向他们表示衷心的感谢！

《常见病百家百方丛书》，是由国内有经验的专家撰写的。体例统一于以病为单位———一病一书，以方为论据———一病多方的写法，分为"上篇概说"与"下篇百家验方"两部分进行比较系统的表述。概说部分的撰写原则是画龙点睛，点到为止，内容包括疾病的历史源流、病因病机、治疗方法、名家的认识和作者的独特见解等；百家验方部分的撰写原则是深层开

2

掘，广征博引，围绕古今医家治疗该病的验方，选精萃华，明理致用，内容包括方源、药物组成、方义及治疗效果等。选录的病案，有的是典型的"验案"，有的是相关"疗效"方式的综述。给每一首处方"戴上帽子"、加上按语，是本书的特点之一，反映出作者对某病、某方的独特认识和对一些问题的探讨性思考，以及对一些注意事项的说明，内容都是对读者有提示和启迪作用的。

中医药学的发展，始终是与人类的健康需求同步的。如今，中医收治的病种数目已达 9213 种，基本覆盖了医学的各个科系领域，尤其是在疑难性疾病、慢性疾病、老年性疾病、身心疾病、心血管疾病、肝炎、肿瘤、不明原因性疾病等方面显示出独特的疗效。在对待传染性甲型肝炎、流行性乙型脑炎、流行性出血热、甲型流行性感冒和艾滋病等重大疾病的防治上，也取得了举世瞩目的进展。在疾病谱变化迅速，新的病种不断出现，疾病的不可预知性与医学科学认知的局限性无法对应的今天，中医药如何在保持优势的基础上创新理念、创新手段，做到与时俱进、与病俱进，更有效地服务于人民的健康需求，是时代赋予我们的使命和重托。有数字显示，目前我国高血压病的患病总人数约为 1.6 亿~2 亿人，脂肪肝 1.3 亿人，乙型肝炎感染者 1.4 亿人（其中慢性乙肝患者有 3000 万人），糖尿病患者 8000 万人，血脂异常者 1.6 亿人。心脑血管病呈逐年上升之势，每年死亡的人数达 200 多万人；恶性肿瘤的发病呈年轻化趋势，每年新增的人数有 160 万人，死亡人数都在 140 万人以上……这既是整个科学领域的挑战和机遇，也是中医学的挑战和机遇，督促人们去选择、去作为。

基于此，《常见病百家百方丛书》既要选择普遍威胁人类生存，属于中医治疗强项的"慢病"，也要选择新生活状态下不停出现的新病种，属于中医大有作为的"时兴病"，还要选择严重威胁人类健康的重大疾病，属于中医潜能巨大的急重症，作为普及宣传的对象，以便为民众提供实用、有效的防病治病指导。第一批入选的 10 本书，重点从常见病、多发病出发，首先瞄准第一类慢病中的感冒、咳嗽、慢性胃炎、湿疹、痔病和第二类时兴病中的高脂血症、冠心病、乙肝、痛风、痤疮等。至于属于第三类的急重症，因涉及的治疗方法、手段相对比较复杂，将在以后的选题中专门予以安排。

当前，我国正处于医疗制度改革的关键阶段，实践中表现出的医改与中医药的亲和性更加凸显。中医药简便效廉的特点和人们对中医药的特殊感情，为中医药提供了更能施展才华的广阔舞台。调查显示，全国城乡居民中有 90% 以上的人表示愿意接受中医治疗，中医医疗服务的需求量已占据整个卫生服务需求量的 1/3 以上，中医药已成为我国人民防病、治病不可或缺的重要力量。人民的健康生存需要中医，民族的强大昌盛需要中医，国家的发展富强需要中医。但愿《常见病百家百方丛书》能给大众的防病治病带来一丝暖意，为人民的健康事业带来帮助。

2012 年 6 月

编写说明

　　慢性胃炎系指不同病因引起的各种慢性胃黏膜炎性病变或萎缩性病变，是一种常见病和多发病，发病率在各种胃病中居首位。其实质是胃黏膜上皮遭受反复损害后，由于黏膜特异的再生能力，以致黏膜发生改建，且最终导致不可逆的固有胃腺体的萎缩，甚至消失。中医学虽无"慢性胃炎"之名，但自《黄帝内经》始对本病已有了较明确的认识，认为该病多因外感寒邪、饮食不节、劳逸失常、七情失和、久病体虚等所致，属中医学的"胃痛"、"嘈杂"、"胃痞"、"泛酸"等范畴，如《灵枢·邪气脏腑病形》篇中言："胃病者，腹胀，胃脘当心而痛。"《素问·经脉》中言："食则呕，胃脘痛，腹胀，善噫。""胃胀者腹满，胃脘痛，鼻闻焦臭，妨于食，大便难。"《素问·至真要大论》中言："心胃生寒，胸膈不利，心痛痞满。"这些都体现了《内经》对本病病名及症状的认识，其中所述心痛多属胃脘痛。此外，再如《外台秘要·心痛方》中言："足阳明为胃之经，气虚逆乘心而痛，其状腹胀归于心而痛甚，谓之胃心痛也。"《千金要方·心腹痛》中所述九种心痛，均是说胃脘痛。

本书药物用量分为"钱两"制和"g"制两种，凡方剂[验案]部分均依据原书，"钱两"制未改新量；凡方剂中[组成]及其他部分均以"g"制表示，以方便读者参考。

由于编者学识有限，错误和不足之处，请广大读者提出宝贵意见，以便再版时修订提高。

编　者

2012 年 6 月

目 录

上 篇 概 说

下 篇 百家验方

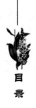

目录

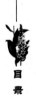

上 篇

概 说

　　慢性胃炎以胃脘疼痛、脘腹胀满、嗳气呃逆或口苦、泛吐清水为主症。中医学无慢性胃炎的病名，而是统称为脾胃病。根据其临床表现的特点，可将其分属于中医"胃脘痛"、"痞满"、"呃逆"、"吐酸"、"嘈杂"、"呕吐"等范畴。若以胃脘部近心窝部经常发生疼痛为主症，伴见脘腹满闷、纳呆、嗳气、大便不调等症状的属"胃脘痛"；若以心下痞塞、胸膈满闷、触之无形、不痛、食欲不振为主症的则属"痞满"范畴；若由胃气上逆动膈而引起气逆上冲，喉间呃声连连，声短而频，令人不能自止为主要临床表现的则属"呃逆"范畴；若以泛吐酸水为主症的则属于"吐酸"范畴；若以胃中空虚，似饥非饥、似辣非辣、似痛非痛、莫可名状、时发时止为主要特点的病证又属于"嘈杂"范畴；若由于胃失和降、胃气上逆而导致胃内容物上逆经口而出者，则属于"呕吐"范畴。

中医学对慢性胃炎的认识

一、历史渊源

中医学从《黄帝内经》开始就对本病有了较明确的认识。《灵枢·邪气脏腑病形》篇中言："胃病者，腹胀，胃脘当心而痛。"《素问·经脉》中言："食则呕，胃脘痛，腹胀，善噫。""胃胀者，腹满，胃脘痛，鼻闻焦臭，妨于食，大便难。"《素问·至真要大论》中言："心胃生寒，胸膈不利，心痛痞满。"这些都体现了《黄帝内经》对本病病名及症状的认识，其中所述心痛多属胃脘痛。《外台秘要·心痛方》中言："足阳明为胃之经，气虚逆乘心而痛，其状腹胀归于心而痛甚，谓之胃心痛也。"《千金要方·心腹痛》中所述九种心痛，均是说胃脘痛。从宋代开始，医家们根据各自的经验，逐渐开始认识到心痛与胃痛之间的区别，并将二者严格加以区分。如《证治准绳·心痛胃脘痛》中言："或问丹溪言痛即胃脘痛然乎？曰心与胃各一脏，其病形不同，因胃脘痛处在心下，故有当心而痛之名，岂胃脘痛即心痛者哉？"现将本病的历史渊源简述于下。

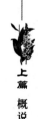

（一）胃脘痛

《灵枢·邪气脏腑病形》："胃病者，腹膜胀，胃脘当心而痛。"

《素问·六元正纪大论》："木郁之发，民病胃脘当心而痛。"

《灵枢·经脉》："脾，足太阴之脉……如腹属脾络胃……是动则病舌本强，食则呕，胃脘痛，腹胀善噫，得后与气则快然如衰。"

《素问·举痛论》："寒气客于肠胃之间，膜原之下，血不得散，小络急引，故痛。"

《伤寒论·辨太阳病脉证论治》："伤寒六七日，结胸热实，脉沉而紧，心下痛，按之石硬者，大陷胸汤主之。"

《外台秘要·心痛方》："足阳明为胃之经，气虚逆乘心而痛，其状腹胀归于心而痛甚，谓之胃心痛也。"

《三因极一病证方论·九痛叙论》："夫心痛者，在《方论》则曰九痛，《内经》则曰举痛，一曰卒痛，种种不同，以其痛在中脘，故总而言之曰心痛，其实非心痛也。""若十二经络外感六淫，则其气闭塞，郁于中焦，气与邪争，发为疼痛，属外所因；若五脏内动……聚于中脘，气与血搏，发为疼痛，属内所因。"

《证治准绳·心痛胃脘痛》："心与胃各一脏，其病形不同，因胃脘痛处在心下，故有当心而痛之名，岂胃脘痛即心痛者哉？"

《医学正传·胃脘痛》："古方九种心痛……详其所由，皆在胃脘，而实不在于心也。""其在上者涌之，清气在下者提之，寒者温之，热者寒之，虚者培之，实者泻之，结者散之，留者行之。"

《沈氏尊生书·胃痛》："胃痛，邪干胃脘病也。"

《临证指南医案·胃脘痛》："胃痛久而屡发，必有凝痰聚瘀。"

《景岳全书·心腹痛》："可按者为虚，拒按者为实；久痛者多虚，暴痛者多实；得食稍可者为虚，胀满畏食者为实。痛徐而缓，莫得其处者多虚；痛剧而坚，一定不移者为实。痛在肠脏中，有物有滞者多实；痛在腔胁经络，不干中脏而牵连腰背，无胀无滞者多虚。"

《丹溪手镜·卷之中》："郁而生热，或素有热，虚热相搏，结郁于胃脘而痛，或有食积痰饮，或气与食相郁不散，停结胃口而痛。"

《寿世保元·心胃痛》："胃脘痛者，多是纵恣口腹，喜好辛酸，恣饮热酒煎煿，复食寒凉生冷，朝伤暮损，日积月深，自郁成积，自积成痰，痰火煎熬，血亦妄行，痰血相杂，妨碍升降，故胃脘疼痛。"

《证治汇补·心痛》："服寒药过多，致脾胃虚弱，胃脘作痛。"

（二）吐酸

《素问·至真要大论》："诸呕吐酸，暴注下迫，皆属于热。"

《证治汇补·吞酸》："大凡积滞中焦，久郁成热，则本从火化，因而作酸者，酸之热也；若客寒犯胃，顷刻成酸，本无郁热，因寒所化者，酸之寒也。"

《寿世保元·吞酸》："夫酸者肝木之味也，由火盛制金，不能平木，则肝木自甚，故为酸也。"

《素问玄机原病式·六气为病·吐酸》："夫酸者肝木之味

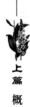

也，由火盛制金，不能平木，则肝木自甚，故为酸也。如饮食热则易于酸矣。或言吐酸为寒者，误也。……烦渴呕吐，皆热证也。其吐必酸，为热明矣。"

《苍生司命·吞吐酸证》："吞酸者，酸水出喉咙而复自吞下。"

（三）嘈杂

《丹溪心法·嘈杂》："嘈杂，是痰因火动，治痰为先。"

《景岳全书·嘈杂》："嘈杂一证，或作或止，其为病也，则腹中空空，若无一物，似饥非饥，似辣非辣，似痛非痛，而胸膈懊憹，莫可名状，或得食而暂止，或食已而复嘈，或兼恶心，而渐见胃脘作痛。"

（四）痞满

《素问·五常政大论》："备化之纪……其病痞。"

《素问·太阴阳明论》："饮食不节，起居不时者，阴受之……阴受之则入五脏……入五脏则䐜满闭塞。"

《素问·异法方宜论》："脏寒生满病。"

《素问·至真要大论》："心胃生寒，胸膈不利，心痛痞满。"

《伤寒论》："满而不痛者，此为痞。""若心下满而硬痛者，此为结胸也，大陷胸汤主之。但满而不痛者，此为痞，柴胡不中与之，宜半夏泻心汤。"

《伤寒论》："脉浮而紧，而复下之。紧反入里，则作痞。""谷不化，腹中雷鸣，心下痞硬而满。"

《诸病源候论·诸痞候》："诸痞者，营卫不和，阴阳隔绝，脏腑痞塞而不宣，故谓之痞。"

《丹溪心法·痞》："痞者与否同，不通泰也。""胀满内胀而外亦有形；痞者内觉痞闷，而外无胀急之形也。"

《景岳全书·痞满》："凡有邪有滞而痞者，实痞也；无物无滞而痞者，虚痞也。"

《普济方·虚劳心腹痞满》："夫虚劳之人，气弱血虚，荣卫不足，复为寒邪所乘，食饮入胃，不能传化，停积于内，故中气痞塞，胃胀不通，故心腹痞满也。"

《脾胃论》："治老幼元气虚弱，饮食不消，脏腑不调，心下痞闷，枳实、橘皮各一两，白术二两。"

《兰室秘藏·中满腹胀》："或多食寒凉，及脾胃久虚之人，胃中寒则胀满，或脏寒生满病。""膏粱之人，湿热郁于内而成胀满者。"

《医学正传·痞满》："故胸中之气，因虚而下陷于心之分野，故心下痞。宜升胃气，以血药兼之。若全用利气之药导之，则痞尤甚。痞甚而复下之，气愈下降，必变为中满鼓胀，皆非其治也。"

《张氏医通·诸气门上》："肥人心下痞闷，内有痰湿也……瘦人心下痞闷，乃郁热在中焦……老人、虚人脾胃虚弱，运转不及。"

《临证指南医案·痞满》："六淫外侵，用仲景泻心汤；脾胃内伤，用仲景苓姜桂甘汤。即遵古贤治痞之以苦为泻，辛甘为散二法。"

《证治准绳·杂病》："胀在腹中，其病有形；痞在心下，其病无形。"

《医贯》："火盛则脾胃燥，水盛则脾胃湿，皆不能化物，乃生诸病。"

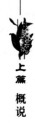

《杂病源流犀烛》："痞满，脾病也，本由脾气虚，及气郁不能运行，心下痞塞填满。"

《古今名医汇粹》："有中气弱不能营运精微而为痞者，又有饮食痰积不能运化而为痞者……皆土邪之为病。"

（五）呕吐

《素问·举痛论》："寒气客于肠胃，厥逆上出，故痛而呕也。"

《素问·至真要大论》："诸呕吐酸……皆属于热。""燥淫所胜……民病喜呕，呕有苦。"

《金匮要略·呕吐哕下利病脉证治》："诸呕吐者，谷不得下者，小半夏汤主之。""呕而发热者，小柴胡汤主之。""胃反呕吐者，大半夏汤主之。""胃反，吐而渴欲饮水者，茯苓泽泻汤主之。"

《诸病源候论·呕吐候》："呕吐之病者，由脾胃有邪，谷气不治所为也，胃受邪，气逆则呕。"

《备急千金要方·胃腑方》："趺阳脉浮而涩，浮则为虚，涩则伤脾，脾伤则不磨，朝食暮吐，暮食朝吐，宿谷不化，名为胃反。"

《外台秘要·卷六》："呕吐病有两种，一者积热在胃，呕逆不下食；一者积冷在胃，亦呕逆不下食。二事正反，须细察之。"

《备急千金要方·卷十六》："凡呕者，多食生姜，此是呕家圣药。"

《伤寒明理论·卷二》："呕者，有声者也，俗谓之哕。吐者，吐出其物也。故有干呕而无干吐。……呕吐之有轻重可知矣。"

《素问玄机原病式·热类》："凡呕吐者，火性上炎也，无问表里，通宜凉膈散。"

《丹溪心法·呕吐》："胃中有热，膈上有痰者，二陈汤加炒山栀、黄连、生姜。有久病呕者，胃虚不纳谷也，用人参、黄芪、白术、香附之类。大抵呕吐以半夏、橘皮、生姜为主。"

《寿世保元·呕吐》："有外感寒邪者，有内伤饮食者，有气逆者，三者皆从藿香正气散治之；有胃热者，清胃保中汤；有胃寒者，附子理中汤；有呕哕痰涎者，加减二陈汤；有水寒停于胃者，茯苓半夏汤；有久病胃虚者，比和饮。"

《景岳全书·呕吐》："呕吐一证，最当详辨虚实。"

《证治汇补·卷之五》："有内伤饮食，填塞太阴，新谷入胃，气不宣通而吐者。"

《医宗金鉴》："有物有声谓之呕，有物无声吐之征，无物有声哕干呕。"

（六）呃逆

《素问·宣明五气》："胃为气逆，为哕。"

《素问·宝命全形论》："病深者，其声哕。"

《素问·至真要大论》："诸逆冲上，皆属于火。"

《金匮要略·呕吐哕下利病脉证治》："干呕哕，若手足厥者，橘皮汤主之。""哕逆者，橘皮竹茹汤主之。"

《诸病源候论·哕候》："脾胃俱虚，受于风邪，故令新谷入胃，不能传化，故谷之气与新谷相干，胃气则逆，胃逆则脾胀气逆，因遇冷折之则哕也。"

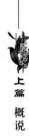

《三因极一病证方论·哕逆论证》："大率胃实则噫，胃虚则哕，此因胃中虚，膈上热，故哕。"

《丹溪心法·咳逆》："咳逆为病，古谓之哕，近谓之呃，乃胃寒所生，寒气自逆而呃上。"

《格致余论·呃逆论》："呃，病气逆也，气自脐下直冲，上出于口，而作声之名也。"

《证治汇补·呃逆》："治当降气化痰和胃为主，随其所感而用药。气逆者，疏导之；食停者，消化之。"

《景岳全书·呃逆论》："皆其胃中有火，所以上冲为呃。""然致呃之由，总由气逆。"

《类证治裁·呃逆论治》："呃逆皆是寒热错杂，二气相搏，故治之亦多寒热相兼之剂，如丁香、柿蒂并投之类。"

二、对病因病机的认识

（一）发病原因

引起慢性胃炎的病因很多，禀赋不足、饮食所伤、劳逸过度、内伤七情、外感六淫邪气以及某些病理产物均能引发本病，以下就这几方面做具体的论述。

1. 禀赋不足

人之生禀赋于父母之精气，父母多病体衰，精气亏虚，皆可导致子女精气禀赋不足。故子女出生后多表现为形体屡弱，脏腑失健，抵抗力低下，尤其以脾胃系统的功能低下最为突出。如若加之调理不当，易至纳呆食少，转化运输无能，或传导失常，久之则可因脾胃虚弱，化源不足，形体与脏腑失养，使虚上加虚。亦可因脾胃虚弱，抗病能力低下，对多种致病因素易感而呈现体弱多病者。

2. 饮食所伤

饮食是人类赖以生存和维持健康的基本条件，是人体后天生命活动所需精微物质的重要来源，但饮食一定要节制。《素问·痹论》中言说："饮食自倍，肠胃乃伤。"《医学正传·胃脘痛》中言："初致病之由，多因纵恣口腹，喜好辛酸，恣饮热酒煎，复餐寒凉生冷，朝伤暮损，日积月深……故胃脘疼痛。"人体生命活动的维持，依靠胃之受纳饮食以摄取营养，正常的饮食是保证人体健康的决定性因素之一，如若因饮食不节，或饮食不洁，或因饮食偏嗜，或嗜酒无度等，皆可损伤脾胃而导致慢性胃炎的发生。正如《金匮要略》所述："凡饮食滋味以养于生，食之有妨，反能为害……若得宜则益体，害则成疾，以此致危。"

（1）饮食不节

饮食不节包括过饥和过饱两种情况，均可影响健康，导致疾病的发生。

过饥是指食量不足，机体处于饥饿状态，如饥不得食，或有意识地限制饮食，或因脾胃功能虚弱而纳少，或因七情强烈波动而不思饮食，或不能按时饮食等，导致营养不足，气血生化乏源，脾胃运化受纳功能亦随之减弱，从而出现面色不华，神疲乏力，心悸气短，或面黄肌瘦，食欲不振，食则难化，腹胀便溏等症。正如《灵枢·五味》中言："谷不入，半日则气衰，一日则气少矣。"

过饱是指饮食过量，暴饮暴食，超过了脾胃的受纳运化能力，导致宿食停滞于胃肠，气化不利，壅滞不通，从而出现脘腹痞满胀痛，嗳腐吞酸，泻下臭秽，久之可形成积滞，积滞不化还可生热、生痰，影响气血运行、瘀阻筋脉血络，引起痢疾

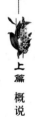

或痔疮等。正如《素问·生气通天论》所言："因而饱食，筋脉横解，肠澼为痔。"

此外，若饮食无度，时饥时饱等，也易导致脾胃损伤；大病初愈阶段，若饮食不当，如暴食、过于滋腻、或过早进补等，还可引发疾病复发；小儿喂养过量，易导致消化不良，久则可致"疳积"等。

由此可见，长期饮食不节，可导致多种消化系统疾病的发生。因此，做到"饮食有节"是保护脾胃，减少消化系统疾病发生的重要措施之一。

（2）饮食不洁

饮食不洁是指食用不清洁、不卫生、或陈腐变质、或有毒的食物及饮用污水等，多由于缺乏良好的饮食习惯，进食陈腐变质，或被疫毒、寄生虫等污染的食物所造成。不洁食物进入胃肠道或有毒物质直接进入或接触胃肠道均可导致脾胃损伤，运化功能失常，清浊混杂，而出现胃脘部不适、呕吐、泄泻、湿温、痢疾等，甚者可因为有毒物质进入体内，出现中毒，表现为高热、神昏、抽搐等危重症。正如《金匮要略·禽兽鱼虫禁忌并治第二十四》所言："秽饭，馁肉，臭鱼，食之皆伤人。"此外，误食沾有虫卵的瓜果蔬菜，可引起寄生虫病，如蛔虫病、蛲虫病、绦虫病、钩虫病等，临床表现为腹痛、嗜食异物、面黄肌瘦等。因此，注意饮食卫生，防止病从口入，同样是保护脾胃的措施之一。

（3）饮食偏嗜

饮食偏嗜是指过分喜食某一种食物，导致单一饮食品种过盛，或其他所需物质缺乏，从而引起多种病证。而饮食偏嗜又包括五味偏嗜、寒热偏嗜、饮酒偏嗜3个方面。

①五味偏嗜可导致脏气偏胜，气有所胜，则诸病易生。《素问·至真要大论》言："夫五味入胃，各归所喜，故酸先入肝，苦先入心，甘先入脾，辛先入肺，咸先入肾。"这说明五脏与五味，各有其亲和性。食之不偏，五味则通五脏，但若偏嗜一味，则会导致与之相应的脏腑机能偏盛，从而损伤他脏，破坏了五脏的平衡、协调，进而导致疾病发生。正如《素问·生气通天论》言："味过于酸，肝气以津，脾气乃绝。味过于咸，大骨气劳，短肌，心气抑。味过于甘，心气喘满，色黑，肾气不衡。味过于苦，脾气不濡，胃气乃厚。味过于辛，筋脉沮驰，精神乃央。"临床上如过度食用醋、蒜、辣椒、咖啡、香料等刺激性食物，既可直接损伤食管、胃腑，又可导致胃肠内发生一系列病理变化，或化火、或伤阴、或动血、或耗气，而出现胃脘部疼痛、呕吐、痞满、灼热、吐血等症状；嗜食肥甘厚味，过食营养丰富的滋腻食物，如猪肉、牛肉、羊肉等，常常食滞难化，积滞胃肠，壅滞脾胃气机，湿聚蕴热，而出现胃脘部疼痛、呕吐、痞满、口苦口臭、嗳气频作等，甚至可变生诸症。

所以，饮食应该五味均衡，这样才能保护脾胃，维持五脏功能的协调。《素问·生气通天论》言："是故谨和五味，骨正筋柔，气血以流，腠理以密，如是则骨气以精，谨道如法，长有天命。"

②寒热偏嗜是指嗜食辛热或寒凉之品，而导致脾胃损伤。一般而言，良好的饮食习惯要求寒温适中。《灵枢·师传》中言："食饮者，热无灼灼，寒无沧沧。寒温适中，故气将持，乃不致邪僻也。"如若过分偏嗜寒热饮食，可导致阴阳失调而发生某些病变。偏嗜辛温燥热之品，可导致胃肠积热，壅聚日

久，出现口渴、口臭、脘腹灼痛、腹胀、便秘、痔疮等；进食过热的食物，可直接灼伤食道，导致吞咽不顺、疼痛，甚至引起噎膈；偏嗜生冷寒凉之品，可损伤脾胃阳气，导致寒湿内生，出现胃脘冷痛、恶心呕吐、腹痛喜温、大便泄泻等症。

③饮酒偏嗜是指长期过量饮酒引起消化系统疾病。适量地饮酒可以活血化瘀，舒筋活络，而长期过量饮酒，尤其是白酒，又是导致慢性胃炎的重要因素之一。酒性既湿又兼温热之性，过度饮用能损伤胃气、耗伤阴液、腐蚀胃肠，如平时经常饮酒过量可致胃及小肠出现充血、水肿、糜烂，甚至出血。酒湿积于胃肠，可酿生湿热，形成胃肠的湿热病，出现胃脘部疼痛、痞满、泄泻等，久之则易引发胃黏膜的慢性损伤而呈现慢性胃炎。正如《素问·生气通天论》言："因而大饮，则气逆。"《医门法律》言："过饮滚酒，多成膈证。"由此亦可见，偏嗜饮酒可引起多种消化系统的疾病。

3. 劳逸过度

适度的劳逸是人的一种生活状态，是保证人体健康的必要条件，有助于气血流通、强身健体，从而维持人体正常的生理活动。但过劳或过逸均能导致多种疾病的发生，成为人体的致病因素之一。

（1）过劳

过劳是过度劳累的简称，也称劳倦过度，包括劳力过度、劳神过度和房劳过度3个方面。

劳力过度又称形劳，是指体力劳动过度，外劳肌肉筋骨，内耗脾胃之气，引起脾胃功能失调、中气受损，而出现食欲不振、脘腹虚胀、气短乏力、神疲懒言、四肢倦怠、形体消瘦等症状。劳神过度又称心劳，指脑力劳动太过，脾在志为思，长期过度的脑力劳动可耗伤脾脏，使脾胃运化迟滞，气血运化失畅，消化功能紊乱，出现纳呆、腹胀、便溏、乏力等症，甚者可导致阴血暗耗，渐至心神失常，呈现心脾两虚之心悸、怔忡、失眠多梦、纳差食少、精神萎靡等症。房劳过度又称肾劳，是指房事太过，或手淫恶习，或妇女早孕或多育等。由于肾主藏精，肾精不宜过度耗泻。若房事不节，则肾精、肾气耗伤，出现腰膝酸软、眩晕耳鸣、全身虚弱、精神萎靡、五更泄泻、性机能减退等，甚者可使人体正气不足，抵抗力低下而易患多种疾病。

（2）过逸

过逸是过度安逸的简称。包括体力过逸和脑力过逸。

人体每天需要适当的活动，气血才能流畅，阳气才能得以振奋。若较长时间的少动安闲，或者卧床过久，或者长期用脑过少等，可使人体脏腑经络及精气血神失调而导致病理变化。正如《素问·宣明五气》言："久卧伤气，久坐伤肉。"过逸则全身气血运行缓慢，使机体气血运行不畅，进而引起气滞血瘀而变生他病；同时，过逸还可导致意志消沉，体力下降，肌肉松弛，脏腑失调而出现胃肠功能减弱之食欲减少、疲乏无力、精神萎靡，甚至形体虚胖，动则心悸、气短、汗出等。

4. 内伤七情

七情是指喜、怒、忧、思、悲、恐、惊七种正常的情志活动，是人体的生理和心理活动对外界环境刺激的不同反应，属人人皆有的情绪体验，一般情况下不会导致疾病的发生。只有强烈持久的情志刺激，超越了人体生理和心理适应能力，损伤脏腑精气，导致功能失调；或人体正气虚弱，脏腑精气虚衰，对情志刺激的适应调节能力低下，因而导致或诱发疾病时，称

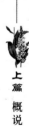

之为"七情内伤"。正如《灵枢·百病始生》言:"喜怒不节则伤脏,脏伤则病起于阴也。"《素问·举痛论》又言:"思伤脾。""思则……气结矣。""愁忧者,气闭塞而不行。""怒伤肝。""怒则气逆,甚则呕血及飧泄,故气上矣。"忧思可以直接损伤脾胃,导致脾胃气机郁滞不畅。肝主疏泄,调畅气机,又主情志,情志失调,首先使肝脏疏泄失常,最易横犯脾土,影响气机升降。凡因忧思过度,精神抑郁,常致气机壅滞,脾胃气机郁结不畅,脾的运化功能障碍,胃的受纳腐熟失职,会出现脘腹胀满、不思饮食、嗳气、大便溏泻等症状。肝在志为怒,怒则肝木壅盛,脾土之气受到克伐,出现肝气犯胃的证侯,可见胃脘胀闷,攻撑作痛,痛及两胁,嗳气频作等症状。在导致慢性胃炎的情志因素中,除了忧思与怒之外,凡过惊、过恐、过悲等亦皆可致病,如惊则气乱,恐则气下,悲则气缓,持续不解,则可致脾胃气机紊乱,甚至升降失常,出现胃脘部疼痛、嗳气、反酸、呃逆、恶心、呕吐、纳差、泄泻等症状。

5. 外感六淫

六淫,即风、寒、暑、湿、燥、火(热)六种外感病邪的统称。在正常情况下,风、寒、暑、湿、燥、火是自然界六种不同的气候变化,是万物生长和人类赖以生存的必要条件,称之为"六气"。《素问·宝命全形论》言:"人以天地之气生,四时之法成。"故正常的六气一般是不会使人生病的,但是,当六气变化太过或不及,超过了人体的适应能力,或人体正气不足,抵抗力下降,不能适应气候变化而发病时,六气则成为病因。此时,六气就变成了"六淫",由于六淫是致病邪气,故又常称之为"六邪"。李东垣在《脾胃论》中言:"胃肠为市，无物不受，无物不入，若风、寒、暑、湿、燥一气偏胜，亦能伤脾损胃。"由此可见，胃病是六淫侵犯人体所引起的常见病证之一。

（1）风邪致病可以直接侵袭脾胃，亦可与寒、湿、热邪相兼而犯。《素问·至真要大论》中言："风淫所胜……民病胃脘当心而痛，上支两胁，膈咽不通，饮食不下……食则呕，冷泄腹胀。"指出外感风邪可导致胃痛、呕吐、厌食、泄泻、腹胀、痞满等病证。又因风寒之邪侵袭人体，既易伤肺胃出现感冒症状，又可直接侵犯胃腑引起胃气不和而呈现厌食、呕吐、痞满、胃痛等。

（2）寒为阴邪，易伤阳气。如若衣着单薄，起居失宜，淋雨涉水，汗出当风，或素体阳虚，感触时令之寒，令寒邪从表入里，或直中于里，伤及脾胃。寒伤脾胃，使脾胃阳气受损，气机阻滞，升降失常，运化功能失调，出现脘腹冷痛、呕吐清涎、腹痛腹泻等症状。若脾胃阳虚，功能减退，温运无力，还可以出现畏寒肢冷、腰背寒冷、水肿腹水、下利清谷、小便清长等症。此外，寒性凝滞主收引，寒邪内侵，亦可致气血津液的运行受阻，不通则痛，出现胃脘冷痛。

（3）暑为阳邪，是夏季的主气，暑邪致病具有明显的季节性。暑热过盛易于耗气伤津，夏暑之际感受暑邪，伤及脾胃，耗伤脾胃津液，进而损伤胃气，以致气阴两虚，出现口燥咽干、身热汗出、纳呆神疲等症状。同时暑多夹湿，暑湿之邪侵袭脾胃，使脾失健运，胃失和降，出现胃脘痞满不适，恶心呕吐、纳呆少食、四肢困倦、大便溏泻不爽等症状。

（4）湿为长夏的主气，处于夏秋交界之时，此时阳气尚盛，雨水且多，热蒸水腾，潮湿充斥，为一年中湿气最盛的季

17

节。湿邪引发胃病，多由于气候潮湿，或久居湿地，涉水淋雨，致使湿邪侵袭脾胃，湿浊内停，阻滞气机，脾胃气滞湿阻而成。若脾阳素虚者，湿易从阴化，而为寒湿之证。若胃热素盛，湿易从阳化，而为湿热之证。临床上湿邪致病常表现为胃脘痞胀，纳呆胸闷，口中黏腻，恶心呕吐等症状。

（5）燥为秋季的主气，燥性干涩，易伤津液。胃为阳腑，喜润恶燥，燥伤脾胃，使津液被灼，胃肠失于濡养，气机不利，运化传导失常，表现为唇干舌燥，口渴少津，胃纳不佳，大便干结，小便短少，甚至干呕呃逆等症。

（6）火为阳邪，火邪致病，多因气候炎热而感受火热之邪，或由风、寒、暑、湿、燥等邪郁而化热所致。火热之邪侵犯胃腑，会耗伤胃阴，出现口燥咽干、尿黄便秘等症；邪热阻滞胃腑，多见胃脘胀满疼痛；火热之邪灼伤胃络，迫血妄行，则见吐血便血。

6. 其他病理产物影响

在胃病发生发展的过程中，由于脾胃功能失调而产生一些病理产物，如痰饮、瘀血、水湿毒邪等，这些病理产物形成之后，又直接或间接地作用于人体，导致脏腑功能失调，引起多种病理变化，从而引发新的疾病。对于慢性胃炎这一疾病来说，对其产生影响的主要病理产物包括水湿痰饮和瘀血两类。

水湿痰饮是机体的津液在代谢过程中发生障碍，津液不归正化，停留于体内而形成的病理产物。四者在形质上有一定的区别：一般痰多稠厚，为病无处不到；饮则清稀，每多停聚于胸腹四肢；水则比饮的清稀流动性更强；湿则重浊黏滞，弥散于脏腑经络组织中，多随气运行。水湿痰饮同源而异流，临床上不能截然分开，常统称为水湿痰饮，其形成多由于脏腑功能失调。《景岳全书·肿胀》中言："盖水为至阴，故其本在肾；水化于气，故其标在肺；水唯畏土，故其治在脾。"这说明水湿痰饮与肺脾肾三脏关系密切，且只有在这三脏相互配合，相互协调的时候，水液才能正常的生成、输布和排泄。当三者功能失调时，肺失宣降，水津不能通调输布，则水湿停聚，为痰为饮；肾阳不足，不能蒸腾气化，以致水液代谢障碍，水湿潴留而成水湿痰饮。一般情况下水湿易困阻于中焦脾胃，痰饮易滞于胃肠，脾失升清，胃失降浊，气机壅滞，运化失常，出现脘腹痞满，恶心呕吐，纳呆食少，肠鸣漉漉有声，大便溏泄，肢体困倦，口腻苔厚或四肢水肿，腹中积水，癥瘕痞块等多种消化病证，可见，水湿痰饮是消化系统疾病的重要病因之一。

瘀血是指体内血液停滞，不能正常运行，包括积于体内的离经之血和运行不畅、阻滞于脉管及脏腑内的血液。瘀血形成以后，不仅失去血液的正常濡养作用，而且反过来又会影响血液的正常运行，变生疼痛、出血、症块等多种病证。瘀血疾病的特点常因瘀阻的部位和形成的原因不同而异，如瘀血阻滞胃肠，可见面色黧黑，脘腹刺痛，甚或呕血、便血等；若瘀血阻滞肝胆，可见面色晦暗，胁背刺痛，舌质紫暗或有瘀斑，舌下络脉淡紫怒张，肌肤甲错，胁下积聚痞块，以及蜘蛛痣、腹壁青筋暴露等。

（二）病理机制

慢性胃炎是一种常见的疾病，它发病缓慢，病程迁延，反复发作，有时会急性发作影响正常工作。本病病位在胃，而与肝脾的关系至为密切。胃与脾以膜相连，胃主受纳，腐熟水谷，以和降为顺；脾主饮食精微运化转输，以上升为常。二者同为后天之本，仓廪之官，在生理上相互配合，在病理上亦相互影响，每多脾胃同病。肝属木，为刚脏，喜条达，主疏泄，肝气横逆，木旺乘土，或中土壅滞，木郁不达，或肝火亢炽，迫灼胃阴，或肝血瘀阻，胃失滋荣，故胃病亦多关乎于肝。本病的性质初起多属实证，病在气，久病则虚或延及血络等，则多虚实夹杂，寒热互见。邪气久羁，消耗正气，可由实转虚。气血不足，久则留瘀生痰，遂致虚证夹痰夹瘀，常以实证为主。

尽管慢性胃炎的发病原因多种多样，病理机制也较为复杂，但根据胃的生理功能和致病因素，慢性胃炎的发病机理可总结归纳为胃失和降、脾胃虚寒、脾胃湿热、阴寒内盛、气滞血瘀、胃阴亏虚、肝胃不和七个方面。

1. 胃失和降

胃属六腑之一，"传化物而不藏"，以通降为和。胃气必须和脾的运化功能配合，才能使水谷化为精微，以化生气血津液，营养全身。若胃气不和，则导致胃失通降，胃不受纳甚至胃气上逆等病理变化。临床上多因暴饮暴食，胃纳过多，消磨不及，壅滞胃脘；或过食生冷，损伤中阳，寒凝食滞；或嗜食辛辣肥甘厚味，实热蕴积，胃气因火热蒸腾上逆；或脾胃运化失调，水湿停滞，聚而为饮成痰，停蓄中焦，滞塞胃脘；或情志不舒，肝气郁结，横逆犯胃；或风寒暑湿之邪，自表及里，由肺入胃；或疫疠秽浊之气从口鼻而入，直接侵袭胃腑所致。

故胃失和降，一方面导致胃肠传化失司，见食欲不振、脘腹胀满疼痛、大便秘结等症；另一方面又可导致浊阴不降、胃气上逆，见嗳气、吞酸、恶心、呕吐等症。

2. 脾胃虚寒

脾胃虚寒是中焦阳虚、阴寒内盛的病理变化。多由于素体脾胃虚弱，又外感寒邪，使邪气由表入里；或劳倦过度；或久病脾胃受损；或饮食不节，过食生冷；或过用寒凉攻伐药物等，导致中焦虚弱，久则阴寒内生，中气不足，脾胃运化功能失职，运化乏力，脾胃失和。思虑及劳累均可损伤脾气，脾气虚则胃亦虚，造成脾胃中气虚乏，表现为口淡无味、纳呆痞满、胃脘隐痛、呕吐清涎、神疲乏力等症。

3. 脾胃湿热

脾胃湿热是指湿热之邪壅滞于脾胃中焦，使脾胃气机受阻，运化失司而形成以湿热、气滞为特征的病理过程。虽然因寒致病者不少，但在慢性胃炎中，则以热证居多。脾主运化，邪犯于胃，运化失常，极易生湿，且湿又易于化热，最终形成湿热之证。湿性黏滞，困遏脾胃，则阻滞气机，湿滞难化，出现口腻、纳呆、脘腹痞满或胀满、大便滞而不爽、或泄泻等症。湿蕴化热，形成湿热致病，可腐伤胃肠，灼伤血络，耗伤正气，出现发热、胃痛、腹痛、泄泻、大便脓血或便血，甚至造成气阴两伤之证。湿热壅滞脾胃，尤宜累及肝胆，致使脾胃肝胆同病。脾胃肝胆气滞，胆汁不利，出现胁腹胀满或疼痛、口苦口腻、小便黄浊。

4. 阴寒内盛

阴寒内盛，是指寒邪凝滞胃肠、壅滞气机、阻遏脾阳所致的病证。《素问·举痛论》中言："寒气客于胃肠之间，膜原之下，血不得散，小络急引，故痛。"其多因外感寒邪，侵犯胃腑，寒凝气阻，胃气不行；或过食生冷，寒积于中；或脾胃阳虚，寒自内生等致使阴寒凝滞胃肠，阻碍气机，气化无力，

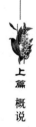

水湿不利，营血郁滞，出现口淡乏力、口流清涎、胃脘疼痛，或腹胀纳差、脘腹发冷、肤冷肢凉、水肿，或肠鸣、脐腹冷痛、泄泻，或大便稀溏、大便清冷、完谷不化等症。

5. 气滞血瘀

气滞血瘀，是指脾胃之气运行迟滞、痞结不通，同时伴有营血运行失畅，血聚成瘀，瘀结胃络。《临证指南医案·胃脘痛》中言："胃初病在胃，久病入络。""胃痛久而屡发，必有凝滞聚瘀。"其多因久病入络，或气病及血，血行受阻，瘀血内聚而使胃肠气机郁滞，形成气滞血瘀停胃之病理变化，临床上表现为胃脘部刺痛、拒按、夜间加重、食后痛甚，舌暗红而有瘀斑。若络脉受伤，血溢脉外，还可见出血、呕血、便血等症。

6. 胃阴亏虚

胃阴亏虚，是指胃中津液不足，胃肠失于濡润而引起的脾胃功能失调的病理变化。多由于外感燥热病邪耗伤胃中津液，或情志不舒、气郁化火、灼伤胃阴，或热病后期、邪热久留、耗阴伤液，或久病不复、消灼阴液等所致。若胃阴不足，津液匮乏，水谷之源枯竭，燥气横生，则胃失濡润之气运化失常。临床表现为口干舌燥，胃脘灼烤疼痛，舌红苔光剥或无苔。

7. 肝胃不和

肝主疏泄，调畅气机，促进脾升降有序，则胃纳脾运正常。如若肝疏泄功能异常，不仅影响到脾的升清功能，还能影响到胃的降浊功能。《沈氏尊生书·胃痛》中言："胃痛，邪干胃脘病也。……唯肝气相乘为尤甚，以木性暴，且正克也。"故若忧思恼怒，情志不遂，肝失疏泄，气机阻滞，横逆犯胃，胃失和降，而易发生胃脘部攻撑疼痛、反酸嗳气、胁痛口苦诸症。若肝郁日久，化火生热，邪热犯胃，肝胃郁热，或肝失疏泄，气机不畅，气滞日久，血行瘀阻，或久痛入络，胃络受阻，均可导致瘀血内停而发生胃脘痛。

三、慢性胃炎辨证论治

慢性胃炎的发病原因多种多样，病理机制也较为复杂，结合中医学对慢性胃炎的认识，将慢性胃炎分为寒邪客胃，饮食伤胃、肝郁气滞等 14 个证型进行辨证论治。

（一）寒邪客胃

1. 临床表现

胃痛暴作，恶寒喜暖，脘腹得温则痛减，遇寒则痛增，口和不渴，喜热饮，舌质淡，苔薄白，脉弦紧。

2. 病因病机分析

本型多由外来寒邪直接侵犯胃腑，或过食生冷，或胃脘受凉，以致寒凝于胃所引发。寒主收引，寒邪内客于胃，则阳气被寒邪所遏而不得舒展，致气机阻滞，故胃痛暴作。寒邪得阳则散，遇阴则凝，所以得温则痛减，遇寒则痛增。胃无热邪，故口和不渴。热能胜寒，故喜热饮。舌质淡，苔薄白属寒，脉弦主痛，紧主寒。在辨证时，既要询问是否有胃痛史，又要了解近日是否有感寒或偶食生冷史。辨证以胃痛暴作，恶寒喜温为特点。

3. 治法

温中散寒，行气止痛。

（二）饮食伤胃

1. 临床表现

胃痛，脘腹胀满，嗳腐吞酸，或吐不消化食物，吐食或矢

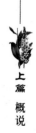

气后痛减，不思饮食，或大便不爽，苔厚腻，脉滑。

2. 病因病机分析

本型多由暴饮暴食，饮食过量，超过了胃的受纳和腐熟能力，而致食积不化所致。暴饮暴食，饮食停滞，则致胃中气机阻塞，故胃痛、脘腹胀满。健运失司，腐熟无权，谷浊之气不得下行而上逆，所以嗳腐吞酸，呕吐不消化食物。吐则宿食上越，矢气则腐浊下排，故吐食或矢气后痛减。胃中饮食停滞，导致肠道传导受阻，故大便不爽。苔厚腻为食滞之象，脉滑为宿食之征。本型多数患者有暴饮暴食史。辨证以脘腹胀满不食，嗳腐吞酸或吐食等为特点。

3. 治法

消食导滞。

（三）肝郁气滞

1. 临床表现

胃脘胀闷，攻撑作痛，脘痛连胁，嗳气频繁，善叹息，大便不畅，每因情志因素而痛作，苔多薄白，脉沉弦。

2. 病因病机分析

本型多由肝气郁结，横逆犯胃，肝胃失和所致。肝主疏泄，喜条达，若情志不舒，则肝气郁结不得疏泄，横逆犯胃而痛作。胁乃肝之分野，而气多走窜游移，故疼痛攻撑连胁。气机不利，肝胃气逆，故脘胀嗳气。气滞肠道，传导失常，故大便不畅。如情志不和，则肝郁更甚，气结复加，故每因情志不遂而痛作。病在气分而湿浊不甚，故苔多薄白。病在里而属肝主痛，故见脉沉弦。要详细询问是否有情志不遂，或精神刺激的病史，辨证以胃痛胀闷，攻撑连胁为特点。

3. 治法

疏肝解郁，理气和胃。

（四）痰饮内停

1. 临床表现

胃脘痞闷，隐隐作痛，嗳气频发，呕吐清涎，面色萎黄，纳呆，困倦乏力，肢体困重，舌淡胖，边有齿痕，苔白厚腻，脉濡。

2. 病因病机分析

本型多由脾虚脾阳不运，湿浊痰饮停滞中焦所致。湿浊痰饮内阻、气机不畅则胃脘痞闷，隐隐作痛；脾不运湿，则便溏；胃浊上逆则嗳气，呕吐清涎，纳呆；痰饮困于脾阳，则困倦乏力，面色萎黄；湿盛则苔腻而厚，属寒故苔色白而不黄，脉濡则是痰饮水湿的主脉。辨证以胃脘痞满及痰饮水湿内停，困阻脾胃气机为其要点。

3. 治法

理气祛痰，健脾化湿。

（五）寒湿内蕴

1. 临床表现

脘腹胀闷，不思饮食，泛恶欲呕，口淡不渴，腹痛便溏，头重如裹，舌淡胖，苔白腻，脉濡缓。

2. 病因病机分析

本型多由贪凉饮冷，过食生冷瓜果，而致使寒湿内蕴于中焦；或因淋雨受寒，居住潮湿，使寒湿之邪困阻于脾阳；或内湿素盛，中阳被困，以致寒湿内生，寒湿之邪困遏于脾阳所致。寒湿之邪内困于中焦，使脾阳受困，运化失常，出现脘腹

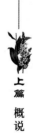

胀闷、不思饮食、泛恶欲呕、泄水样便；湿邪内盛，故口淡不渴；寒湿侵犯脾胃，则头重如裹、身重或肿；舌淡胖，苔白腻，脉濡缓皆为寒湿内蕴之象。辨证应以脘腹胀闷，不思饮食，便溏，舌淡胖，苔白腻，脉濡缓为其要点。

3. 治法

温中祛寒，化湿健脾。

（六）痰热内扰

1. 临床表现

胃脘胀闷，纳差不饥，恶心呕吐，头晕身重，或咳嗽黏痰，色黄，或小便黄短涩，舌质红，苔黄腻，脉滑。

2. 病因病机分析

本型多由嗜食辛辣，使热邪客于胃腑，胃热炽盛，灼伤津液，炼液成痰；或平素痰饮内盛，郁而化热，痰热互结，壅阻于中焦所致。脾恶湿，胃恶燥，痰湿中阻则脾失健运、胃失和降，故见胃脘胀闷、纳差不饥、恶心呕吐；痰浊聚于中焦，上逆犯肺，则使肺失清肃，出现头晕身重、咳嗽黏痰；痰浊化热，灼伤津液，故痰色黄、且不易咳出，或可见小便黄、短、涩等症；舌质红，苔黄腻，脉滑则是痰热中阻之象。辨证以胃脘胀闷，恶心呕吐，小便黄，舌质红，苔黄腻，脉滑为特点。

3. 治法

清热化痰，健脾和中。

（七）湿热中阻

1. 临床表现

脘腹痞满，或灼热疼痛，呕恶厌食，口中黏腻，渴不多饮，头目眩晕，身重倦怠，或身热不扬，汗出不解，或见面目发黄，或皮肤发痒，大便不爽，小便短赤，舌质偏红，舌苔黄腻，脉濡数或滑数。

2. 病因病机分析

本型多由饮食不节，过食肥甘厚味，酿成湿热，内蕴中焦；或脾胃湿困日久，郁而化热，成为脾胃湿热证；或外感湿热病邪，留于脾胃，影响脾胃的运化功能，因而出现内生湿热，内外合邪而成本证。湿热阻滞中焦，纳运失健，气机不畅，脾运无权，故出现脘腹痞满或灼热疼痛，呕恶厌食；湿困脾阳，清气不升，浊阴不降，可见头目晕眩，身重倦怠；湿热蕴脾，上蒸于口，则口中黏腻，渴不多饮；湿热下注，阻碍气机，大肠传导失司，则大便不爽；湿热交结，热蒸于内，湿泛肌肤，阻碍经气，气化不利，则为肢体困重，小便短赤；湿遏热伏，郁蒸于内，故身热不扬；湿热之邪，黏滞缠绵，故汗出热不解；若湿热蕴结脾胃，熏蒸肝胆，疏泄失权，胆汁不循常道而泛溢肌肤，则见面目发黄；湿热行于皮里，则皮肤发痒；舌质红，苔黄腻，脉滑数或濡数，均为湿热内蕴的表现。辨证应以腹胀、纳呆、发热、身重、大便不爽、苔黄腻为要点。

3. 治法

清热化湿，理气和胃。

（八）胃热炽盛

1. 临床表现

高热烦躁，口渴喜冷饮，大汗出，面赤恶热，大便燥结，舌红苔黄燥，脉洪大有力或滑数。

2. 病因病机分析

本型多由外感热邪犯胃，内传胃腑；或由平素嗜食辛辣厚

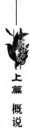

27

味，蕴积于胃，助火生热所致。邪入阳明，燥热亢盛于内，充斥于外，故高热（壮热）、不恶寒、反恶热、大汗出；胃热炽盛，灼伤胃津，津亏不能上承而饮水自救，可见口渴喜冷饮；胃热炽盛，阴津亏乏，则大便燥结；阳明热盛，上扰心神，故烦躁；舌红苔黄燥，脉洪大有力或滑数均系胃热炽盛之象。辨证应以高热，口渴喜冷饮，大汗出，大便燥结，舌红苔黄燥，脉洪为特点。

3. 治法
清热泻火，生津止渴。

（九）瘀血停胃

1. 临床表现
胃脘疼痛，痛有定处而拒按，或痛有针刺感，食后痛甚，或见吐血便黑，舌质紫暗，脉涩。

2. 病因病机分析
《临证指南医案·胃脘痛》中言："胃初病在胃，久病入络。""胃痛久而屡发，必有凝滞聚瘀。"气为血帅，血随气行，气滞日久，则导致血瘀内停，由于瘀血有形，故痛有定处而拒按。瘀停之处，脉络壅而不通，故痛如针刺。进食则触动其瘀，故食后痛甚。若瘀停于胃者，则多见呕血；瘀停于肠者，则多见便黑；瘀停于胃肠者，则呕血与便黑同时并见；血瘀则舌少滋荣，故舌色紫暗；瘀血则血行不通，故脉来艰滞而涩。辨证以痛有定处，或有针刺感为其特点。

3. 治法
活血化瘀。

（十）胃阴不足

1. 临床表现

胃痛隐隐，似饥而不欲食，口燥咽干，消瘦乏力，大便干结，舌红少津，脉细数。

2. 病因病机分析

本型多由热病后期，温热病火热耗伤阴液，损伤胃津所致。此外，在慢性病中各种胃腑郁热日久均能损伤胃津而转化为胃阴不足。胃痛日久，郁热伤阴，胃失濡养，故见胃痛隐隐，似饥而不欲食；阴虚津少，无以上承，则口燥咽干；阴虚液耗，无以下溉，则肠道失润而大便干结；胃阴损伤，气血生化乏源，则见形体消瘦；舌红少津，为阴虚液耗之象；脉象细数，乃阴虚内热之征。辨证以胃痛隐隐，口燥咽干，舌红为特点。

3. 治法

养阴益胃。

（十一）脾胃气虚

1. 临床表现

食少纳呆，食后脘腹胀闷，大便溏泻，少气懒言，神疲乏力，头晕，面色无华，舌淡苔白，脉缓弱。

2. 病因病机分析

本型多由于饮食失调，或劳倦过度，或情志失调，或吐泻太过，或其他慢性疾病迁延日久，损耗脾气所致。脾胃气虚，运化失常，故食少纳呆；脾气不足，故少气懒言、乏力；脾胃为气血生化之源，脾胃气虚则气血无以上荣，故头晕、面色无华；脾虚则清阳不升，故神疲、食后脘闷胀满；舌淡苔白、脉缓弱，均为脾气亏虚之象。辨证应以食少、腹胀、便溏及气虚

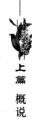

症状为要点。

3. 治法

健脾益气。

（十二）脾胃阳虚

1. 临床表现

胃痛隐隐，喜温喜按，空腹痛甚，得食痛减，泛吐清水，纳差，神疲乏力，甚则手足不温，大便溏薄，舌淡苔白，脉虚弱或迟缓。

2. 病因病机分析

脾胃阳虚，阳虚则寒，病属正虚，故胃痛隐隐；寒得温而散，气得按而行，所以喜温喜按；脾虚中寒，水不运化而上逆，故泛吐清水；脾胃虚寒，则受纳运化失常，故食纳较差。胃虚得食，则产热助正以抗邪，所以进食痛止；脾主肌肉而健运四旁，中阳不振，则健运无权，肌肉筋脉皆失其温养，所以疲乏，手足不温；脾虚生湿下渗肠间，故大便溏薄；舌淡脉虚弱或迟缓，皆为脾胃虚寒，中气不足之象。辨证以胃痛隐隐，喜温喜按为其特点。

3. 治法

温中健脾。

（十三）寒热错杂

1. 临床表现

胃脘痞满或痞硬，时有胃脘灼热、嘈杂隐痛、痛则喜按，口淡多涎，或口苦、口干不欲饮，或喜温饮；可伴有嗳气呃逆、反酸，或咽痛、便结，稍食热性食物易致上火；舌质淡胖嫩或稍红，苔黄白相兼，脉沉细或略弦。

2. 病因病机分析

胃喜温热，脘胀隐痛，痛则喜按，均属虚寒之征。因胃中有燥热之火，胃脘灼热或服温热药物，导致"上火"口苦，口干不欲饮，可用苦寒坚阴降泄之品；舌胖苔白，脉沉细，可用辛开苦降法以复其升降。辨证以胃脘痞硬，嘈杂隐痛，舌苔黄白相兼为特点。

3. 治法

辛开苦降，和胃消痞。

（十四）邪郁少阳

1. 临床表现

往来寒热，胸胁苦满，神情默默，不欲饮食，心中烦，喜呕，口苦，咽干，目眩；可伴腹中痛，或胁下硬痞，小便不利，或咳；舌苔薄白，脉弦。

2. 病因病机分析

少阳经循胸布胁，位于半表半里之处。邪郁于少阳半表半里，使枢机不利，正邪相争，正胜则热，邪胜则寒，故寒热交替出现；邪郁少阳，经气不利，故见胸胁苦满；胆火内郁，进而影响胃脘，出现神情默默，不欲饮食之症；胃失和降则喜呕。少阳统辖胆及三焦，邪入少阳，影响三焦水气的通调，如若饮停于心下，则发为心悸；若水停于下焦，影响膀胱气化功能，则发为小便不利；若寒饮射肺则为咳。辨证以往来寒热，胸胁苦满，默默不欲饮食，心烦喜呕，口苦，咽干，苔白，脉弦为要点。

3. 治法

和解少阳。

总之，临床上应全面考虑，具体分析慢性胃炎的辨证分型，这样才能进行后续的有效治疗。

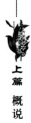

现代医学对慢性胃炎的认识

现代医学对慢性胃炎也有自己的认识。胃炎在现代医学中分为急、慢性胃炎，是我国的常见病和多发病，是指各种病因导致胃黏膜的炎性病变。有关部门通过胃镜普查证实，我国急、慢性胃炎发病率高达 60% 以上，其中萎缩性胃炎约占 20%。往往有上腹痛、反酸、嗳气、饱胀等症状。在慢性胃炎中只有大约 3%~5% 左右有癌变的可能，且多发生于萎缩性胃炎，如胃镜检查有"肠上皮化生"和"不典型增生"这两种胃黏膜病变就有了癌变的可能，必须引起高度重视。

现代医学认为，慢性胃炎的发病诱因很多，常见的有长期、大量地饮酒和吸烟，无规律饮食，饮食物过冷、过热、粗糙、坚硬，浓茶、咖啡和辛辣刺激性食物等。

现代医学认为，幽门螺杆菌是引发慢性胃炎和胃、十二指肠球部溃疡等疾病的罪魁祸首。幽门螺杆菌对胃黏膜的长期侵袭，还有可能导致胃癌的发生。幽门螺杆菌，是胃病发病的根源，其传染的主要途径是粪便至口腔或口腔至口腔的传播。比如饮用受污染的水，患有幽门螺杆菌的人与家人的密切接触，幼儿园里儿童之间的接触及路边摊位的不洁食品等，均可引起幽门螺杆菌的传播，从而导致胃病的发生。我国被幽门螺杆菌传染的人群大约占50%，个别地区高达80%，所以胃病的发生率也就非常高。慢性胃炎中，因饮食不卫生所致的幽门螺杆菌感染不易痊愈。虽然幽门螺杆菌的传播途径与其他消化道传染病的传播途径相似，但幽门螺杆菌的感染侵袭力比较弱，致病力不强，需要经过较长时间或有大量的细菌侵袭胃黏膜才会导致严重的疾病。

另外，据医学研究证实，许多药物都可对胃黏膜产生不同程度损伤。常见的药物性胃炎临床表现为上腹部不适、疼痛、灼热感、食欲下降、恶心、呕吐、反酸等症状，严重者亦出现呕血、便血、失血性休克，甚至发生胃肠穿孔，并发腹膜炎，如治疗不及时可危及生命。药物性胃炎的发生与所用药物的剂量和服药的方法有关，发病时间也因人而异，有的在服药数小时后出现症状，有的则多次服药后才出现症状。药物引起胃炎的机理，视不同的药物而异。如保泰松、消炎痛能抑制胃黏膜的分泌，降低其保护胃黏膜的作用，造成胃黏膜损伤、发炎。长期大剂量服用激素如强的松等药物，可降低胃黏膜腺体的分泌，削弱胃黏膜屏障的保护作用，使胃酸和胃蛋白酶分泌增加，妨碍胃黏膜上皮细胞的再生，从而引起发炎、溃疡，甚至出血、穿孔。为了防止药物性胃炎的发生，患者须慎用有刺激性的药物。

在治疗上，现代医学认为，急性胃炎虽来势凶猛，但其病情并不十分严重，病程也较短，为自限性疾病，只要及时治疗数天内可恢复，一般不需做特殊检查。一旦发生急性胃炎应及时治愈，防止转化为慢性胃炎。而对于慢性萎缩性胃炎的治疗，则主要采用保护胃黏膜、抗幽门螺杆菌、增强胃动力及止痛等对症治疗。慢性胃炎患者疼痛发作时可服用阿托品、普鲁本辛、颠茄合剂、哌吡氮平等药物；胃酸增高可服用甲氰咪胍、雷尼替丁、氢氧化铝等药物。乙氧连氮是局部麻醉药，能抑制胃窦部释放胃泌素，降低胃酸。胃酸缺乏或无酸者可使用1%稀盐酸或胃蛋白酶合剂，伴有消化不良者可加用胰酶片、多酶片等助消化药；胃黏膜活检发现幽门螺杆菌者加服抗菌素，比如链霉素、四环素、土霉素、庆大霉素、痢特灵、卡那霉素、新霉素等药物；胆汁反流明显者可用胃复安和吗叮啉以增强胃窦部蠕动，减少胆汁反流；消胆胺、硫糖铝可与胆汁酸结合减轻症状；缺铁性贫血患者可口服硫酸亚铁或肌注右旋糖酐铁。

此外，长期服用多种中西药并无显著疗效的浅表性胃炎患者虽常感到上腹饱胀不适，但其中有50%属于功能性消化不良，或可伴有失眠、焦虑、多疑等精神症状。同时，其他胃部疾病，以及十二指肠、胆囊、胰腺等疾病，也可引起慢性上腹痛。由此可见，经常上腹痛既可是慢性胃炎引起，也可以是胃、十二指肠溃疡，胆囊炎，结石症，功能性消化不良等疾病引起，医生必须根据各种疾病的特点和临床经验作出明确诊断，必要时可做胃镜、B超，甚至CT等检查，明确诊断。

胃炎作为最常见的消化道疾病之一，按临床发病的缓急和病程的长短，分为急性胃炎和慢性胃炎进行详细介绍。

一、急性胃炎

急性胃炎是由多种病因引起的急性胃黏膜炎症，发病常表现为上腹部炎症。内镜检查可见胃黏膜充血、水肿、出血、糜烂等一过性病变。病理组织学特征为胃黏膜固有层见到以中性粒细胞为主的炎症细胞浸润。主要包括：①急性幽门螺杆菌感染引起的急性胃炎。②除幽门螺杆菌之外的病原体感染及其毒素对胃黏膜损害引起的急性胃炎。由于胃酸的强力抑菌作用，除幽门螺杆菌之外的细菌很难在胃内存活而感染胃黏膜，因此一般人很少患除幽门螺杆菌之外的感染性胃炎。但当机体免疫力下降时，可发生各种细菌、真菌、病毒所引起的急性感染性胃炎。③急性糜烂出血性胃炎。本病是由各种病因引起的、以胃黏膜多发性糜烂为特征的急性胃黏膜病变，常伴有胃黏膜出血，可伴有一过性浅溃疡形成。

（一）病因

1. 药物

常见的有非甾体抗炎药如阿司匹林、吲哚美辛等，某些抗肿瘤药，口服氯化钾或铁剂等。这些药物直接损伤胃黏膜上皮层。其中，非甾体抗炎药还通过抑制环氧合酶的作用而抑制胃黏膜生理性前列腺素的产生；某些抗肿瘤药如氟尿嘧啶对快速分裂的细胞如胃肠道黏膜细胞产生明显的细胞毒作用。

2. 应激

严重创伤、大手术、大面积烧伤、颅内病变、败血症、其他严重脏器病变或多器官功能衰竭等均可引起胃黏膜糜烂、出血，严重者发生急性溃疡形成并伴大量出血，一般认为应激状态下胃黏膜微循环不能正常运行而导致黏膜缺血、缺氧是发病的重要环节，由此可导致胃黏膜黏液和碳酸氢盐分泌不足、局部前列腺素合成不足、上皮再生能力减弱等改变，胃黏膜屏障因而受损。

3. 乙醇

乙醇具亲酯性和溶脂能力，高浓度乙醇因而可直接破坏胃

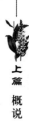

黏膜屏障。

（二）主要临床表现和诊断

临床上，急性胃炎患者多以突然发生呕血和（或）黑便的上消化道出血症状而就诊。据统计，上消化道出血病例中由急性糜烂出血性胃炎所致者约占 10% ~ 25%，是上消化道出血的常见病因之一。有近期服用非甾体抗炎药史、严重疾病状态或大量饮酒患者，发生呕血和（或）黑便，应考虑急性糜烂出血性胃炎的可能，确诊则有赖胃镜检查。内镜可见以弥漫分布的多发性糜烂、出血灶和浅表性溃疡为特征的急性胃黏膜病损，一般应激所致的胃黏膜病损以胃体、胃底为主，而非甾体抗炎药或乙醇所致则以胃窦为主。强调内镜检查宜在出血发生后 24 ~ 48 小时内进行，因病变可在短期内消失，延迟胃镜检查可能无法确定出血病因。

（三）治疗和预防

急性糜烂性胃炎应针对原发病和病因采取防治措施。对处于急性应激状态的上述严重疾病患者，除积极治疗原发病外，应常规给予抑制胃酸分泌的 H_2 受体拮抗剂或质子泵抑制剂，或具有黏膜保护作用的硫糖铝作为预防措施；对服用非甾体抗炎药的患者视情况应用 H_2 受体拮抗剂、质子泵抑制剂或米索前列醇等药物预防。对已发生上消化道大出血者，按上消化道出血治疗原则采取综合措施进行治疗，质子泵抑制剂或 H_2 受体拮抗剂静脉给药有助止血，为常规应用药物。

二、慢性胃炎

慢性胃炎是由各种病因引起的胃黏膜慢性炎症。2000 年全国慢性胃炎研讨会共识意见中采纳了国际上新悉尼系统的分类方法，根据病理组织学改变和病变在胃的分布部位，结合可能病因，将慢性胃炎分成浅表性、萎缩性和特殊类型三大类。慢性浅表性胃炎是指不伴有胃黏膜萎缩性改变，但以胃黏膜层见淋巴细胞和浆细胞为主的慢性炎症细胞浸润的慢性胃炎，幽门螺杆菌感染是这类慢性胃炎的主要病因。慢性萎缩性胃炎是指胃黏膜已发生了萎缩性改变的慢性胃炎，常伴有肠上皮化生。慢性萎缩性胃炎又可再分为多灶萎缩性胃炎和自身免疫性胃炎两大类。前者表现为萎缩性改变在胃内呈多灶性分布，以胃窦为主，多由幽门螺杆菌感染引起的慢性浅表性胃炎发展而来，这类型胃炎相当于以往命名的 B 型胃炎；后者表现为萎缩改变主要位于胃体部，由自身免疫引起，这类型胃炎相当于以往命名的 A 型胃炎。

自身免疫性胃炎在北欧多见，在我国仅有少数个案报道。由幽门螺杆菌引起的慢性胃炎流行情况则因不同国家、不同地区幽门螺杆菌感染的流行情况而异。幽门螺杆菌的感染呈世界范围分布，一般幽门螺杆菌高感染率的国家，感染率随年龄的增加而升高，男女差异不大。我国属幽门螺杆菌高感染率国家，估计人群中幽门螺杆菌感染率在 40% ~ 70% 左右。人是目前唯一被确认的幽门螺杆菌传染源，一般认为口 – 口或粪 – 口传播是幽门螺杆菌的主要传播途径。流行病学研究资料显示经济落后、居住环境差及不良卫生习惯与幽门螺杆菌感染率呈正相关。因为幽门螺杆菌感染几乎无例外地引起胃黏膜炎症，感染后机体一般难以将其清除而变成慢性感染，因此，人群中幽门螺杆菌感染引起的慢性胃炎患病率与该人群幽门螺杆菌的感染率是平行的。但由幽门螺杆菌感染发展而来的慢性多灶萎

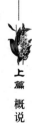

缩性胃炎的患病率则并不一定与人群的幽门螺杆菌感染率平行，而往往与当地的胃病患病率呈平行关系。

（一）病因和发病机制

1. 幽门螺杆菌感染

幽门螺杆菌作为慢性浅表性胃炎的主要病因其确立主要基于如下证据：①绝大多数慢性活动性胃炎患者的胃黏膜中可检出幽门螺杆菌。②幽门螺杆菌在胃内的分布与胃内炎症的分布一致。③根除幽门螺杆菌可使胃黏膜炎症消退。④从志愿者和动物模型中可复制幽门螺杆菌感染引起的慢性胃炎。

幽门螺杆菌具有鞭毛，能在胃内穿过黏液层移向胃黏膜，其所分泌的黏附素能使其紧贴上皮细胞，其释放的尿素酶分解尿素产生氨，从而保持细菌周围中性环境，幽门螺杆菌的这些特点有利于其在胃黏膜表面定植。幽门螺杆菌通过上述产氨作用、分泌空泡毒素等物质而引起细胞损害；其细胞毒素相关基因蛋白能引起强烈的炎症反应；其菌体胞壁还可作为抗原诱导免疫反应。这些因素的长期存在导致胃黏膜的慢性炎症。

2. 饮食和环境因素

长期幽门螺杆菌感染，在部分患者可发生胃黏膜萎缩和肠化生，即发展为慢性多灶萎缩性胃炎。但幽门螺杆菌感染者胃黏膜萎缩和肠化生的发生率存在较大的地区差异性，如印度、非洲、东南亚等地人群幽门螺杆菌感染率与日本、韩国、哥伦比亚等国的幽门螺杆菌感染率相比相当，甚至更高；但前者胃黏膜萎缩和肠化生发生率却远低于后者。我国广东与甘肃相比也存在类似的情况。世界范围的对比研究显示萎缩和肠化生发生率的地区差异大体与地区间胃癌发病率的差异相平行。这说

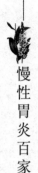

明幽门螺杆菌感染本身可能不足以导致慢性浅表性胃炎发展为萎缩和肠化生，但却增加了胃黏膜对环境因素损害的易感性。先前的流行病学研究显示，饮食中高盐和缺乏新鲜蔬菜水果与胃黏膜萎缩、肠化生以及胃癌的发生密切相关。

3. 自身免疫

自身免疫性胃炎以富含壁细胞的胃体黏膜萎缩为主；患者血液中存在自身抗体如壁细胞抗体，伴恶性贫血者还可以查到内因子抗体；本病可伴有其他自身免疫病如桥本甲状腺炎、白癜风等。上述表现提示本病属自身免疫病。自身抗体攻击壁细胞，使壁细胞总数减少，导致胃酸分泌减少或丧失；由壁细胞分泌的内因子丧失，引起维生素 B_{12} 吸收不良而导致恶性贫血。

4. 其他因素

幽门括约肌功能不全时，含胆汁和胰液的十二指肠液反流入胃，可削弱胃黏膜屏障功能。其他外源因素，如酗酒、服用非甾体抗炎药等药物、某些刺激性食物等均可反复损伤胃黏膜。理论上这些因素均可各自或与幽门螺杆菌感染协同作用而引起或加重胃黏膜慢性炎症，但目前尚缺乏系统研究的证据。

（二）病理

慢性胃炎的过程是胃黏膜损伤与修复的一种慢性过程，其主要组织病理学特征是炎症、萎缩和肠化生。炎症表现为黏膜层以淋巴细胞和浆细胞为主的慢性炎症细胞浸润，幽门螺杆菌引起的慢性胃炎常见淋巴滤泡形成。当见有中性粒细胞浸润时显示有活动性炎症，称为慢性活动性胃炎，多提示存在幽门螺杆菌感染。慢性炎症过程中出现胃黏膜萎缩，主要表现为胃黏

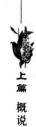

膜固有腺体数量减少、甚至消失，并伴纤维组织增生、黏膜肌增厚，严重者胃黏膜变薄。萎缩常伴有肠生化，表现为胃固有腺体为肠腺样腺体所代替。当发生萎缩特别是伴有肠化生改变时，则称为慢性萎缩胃炎。慢性胃炎进一步发展，胃上皮或化生的肠上皮在再生过程中发生发育异常，可形成异形增生，表现为细胞异形性腺体结构的紊乱，异性增生是胃癌的癌前病变。由于大多数慢性胃炎由幽门螺杆菌感染引起，因此病理组织学检查多可发现幽门螺杆菌，幽门螺杆菌主要见于黏液层和胃黏膜上皮表面以及小凹间，而在肠化生和异形增生部位很少存在。

不同类型胃炎的上述病理改变在胃内的分布不同。幽门螺杆菌引起的慢性胃炎，炎症弥漫性分布，但以胃窦为重；多灶萎缩性胃炎，萎缩和肠化生呈多灶性分布，多起始于胃角小弯侧，逐渐波及胃窦，继而胃体，灶性病变亦逐渐融合；自身免疫性胃炎，萎缩和肠化生主要局限在胃体。

为了区分慢性胃炎的类型并理解其严重程度，要求判明病变累及的部位，有无幽门螺杆菌并对主要的形态学变化按无、轻、中、重进行分级。

（三）临床表现

由幽门螺杆菌引起的慢性胃炎多数患者无症状；有症状者表现为上腹痛或不适、饱胀、嗳气、恶心等消化不良症状，这些症状的有无及严重程度与慢性胃炎的内镜检查所见组织病理学改变并无肯定的相关性。自身免疫性胃炎患者可伴有贫血，在典型恶性贫血时除贫血外还伴有维生素 B_{12} 缺乏的临床表现。

（四） 实验室和其他检查

1. 胃镜及组织活检

胃镜检查并同时取活组织做组织学病理检查是最可靠的诊断方法。内镜下慢性浅表性胃炎可见红斑、黏膜粗糙不平、出血点（斑）；慢性萎缩胃炎可见黏膜呈颗粒状、黏膜血管显露、色泽灰暗、皱襞细小。内镜下两种胃炎皆可见伴有糜烂、胆汁反流。由于内镜所见与活组织检查的病理表现常不一致，因此诊断时应两者结合，在充分活检基础上以组织病理学诊断为准。为保证诊断的准确性及对慢性胃炎进行分型，活组织检查宜在多部位取材且标本要够大。

2. 幽门螺杆菌检测

活组织病理学检查时可同时检测幽门螺杆菌，并可在内镜检查时再多取 1 块活组织作快速尿素酶检查以增加诊断的可靠性。根除幽门螺杆菌治疗后，可在胃镜复查时重复上述检查，亦可采用非侵入性检查。

3. 自身免疫性胃炎的相关检查

疑为自身免疫性胃炎者应检测血壁细胞抗体和内因子抗体，如为该病则壁细胞抗体多呈阳性，伴恶性贫血时内因子抗体多呈阳性。血清维生素 B_{12} 浓度测定及维生素 B_{12} 吸收试验有助于恶性贫血诊断。当胃体黏膜出现明显萎缩时，空腹血清胃泌素水平明显升高，胃液分析显示胃酸分泌缺乏。

（五） 诊断

确诊必须依靠胃镜检查及胃黏膜活组织病理学检查。幽门螺杆菌检测有助于病因诊断。怀疑自身免疫性胃炎应检测相关自身抗体及血清泌素。

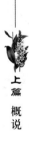

（六）治疗

1. 幽门螺杆菌的治疗

对于幽门螺杆菌引起的慢性胃炎是否应常规根除幽门螺杆菌一直存在争议。成功根除幽门螺杆菌后，胃黏膜组织病理学上慢性炎症会得到明显改善，因此，理论上有可能预防萎缩和肠化生的发生、发展，并在一定程度上预防胃癌的发生，还有资料显示少部分患者的消化不良症状也可改善。但是，在我国这类疾病十分普遍且无症状者居多，根除幽门螺杆菌治疗不但浪费大量医疗资源，而且会引起人群中细菌耐药性的产生，加之根除幽门螺杆菌是否确实能预防胃癌或减轻部分患者症状尚未得到充分的肯定。权衡利弊，2000 年全国慢性胃炎会议共识意见，建议根除幽门螺杆菌的治疗适用于下列幽门螺杆菌感染的慢性胃炎患者：①有明显异常的慢性胃炎（胃黏膜有糜烂、中重度萎缩，肠化生，异常增生）；②有胃癌家族史；③伴糜烂性十二指肠炎；④消化不良症状经常规治疗疗效差者。对其他患者则可视具体情况而定。

2. 消化不良症状的治疗

有消化不良症状而伴有慢性胃炎的患者，症状与慢性胃炎之间并不存在明确的关系，因此症状治疗事实上属于功能性消化不良的经验性治疗。抑酸或抗酸药、促胃肠动力药、胃黏膜保护药、中药均可试用，这些药物除对症治疗作用外，对胃黏膜上皮修复及炎症也可能有一定作用。

3. 自身免疫性胃炎的治疗

目前尚无特异治疗，有恶性贫血时注射维生素 B_{12} 后贫血可获纠正。

4. 异性增生的治疗

异性增生是胃癌的癌前病变，应予以高度重视。由于病理医师对异性增生及程度的判断往往带有很强的主观性，且轻、中度异性增生是可逆的，因此对异性增生除给予上述积极治疗外，关键在于定期随访。对肯定的重度异性增生则宜予以预防性手术，目前多采用内镜下胃黏膜切除术。

（七）预后

感染幽门螺杆菌后少有自发清除，因此慢性胃炎常长期持续存在，但多数患者无症状。少部分慢性浅表性胃炎可发展为慢性多灶萎缩性胃炎，后者常合并肠化生。极少数慢性多灶萎缩性胃炎经长期演变可发展为胃癌，流行病学研究显示，慢性多灶萎缩性胃炎患者发生胃癌的危险明显高于普通人群。有幽门螺杆菌感染引起的慢性胃炎约 15% ~ 20% 会发生消化性溃疡，以胃窦炎症为主者易发生十二指肠溃疡，而多灶萎缩者易发生胃溃疡；前者极少发生胃癌，而后者发展为胃癌的危险性增加。幽门螺杆菌感染引起的慢性胃炎还偶见发生胃黏膜相关淋巴组织淋巴瘤者。在不同地区人群中的不同个体感染幽门螺杆菌的后果如此不同，被认为是细菌、宿主和环境因素三者互相作用的结果，但对其具体机制至今尚未完全明了。

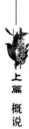

古今名家治疗慢性胃炎要领

中医学治疗慢性胃炎多从脾胃论治，对慢性胃炎形成了一套自己的认识，更有许多医家结合临床，为慢性胃炎的治疗积累了丰富的经验，迄今仍指导着中医学对慢性胃炎的治疗。

一、古代名家治疗慢性胃炎经验

（一）许氏治胃七法

许叔微，字知可，江苏仪征人。约生活于公元 1080 ~ 1154 年。11 岁时，父母先后辞世。许叔微在习儒同时，精研医学。许氏对仲景的伤寒学说阐发深刻，重视寒热虚实及真气，且对杂病的论说也振聋发聩，论述清晰，卓有创见。著作有《许氏伤寒论述三种》、《普济本事方》、《普济本事方续集》。

许叔微是宋代著名的伤寒学家，他根据仲景必诊太溪趺阳，十分重视脾胃在人体中的作用。《许氏伤寒论述三种伤寒脉证歌》指出："趺阳胃脉定生死。""定生死"既反映了脾胃乃人体生死之所系，又提示脾胃关系着人体生命活动的生死存亡。故当疾病危重时，必诊太冲以查胃气之有无。许叔微认为："脾为中州土，主四肢一身之气。""胃受谷气，谷气生能生气血，气血壮则营卫不衰，营卫不衰则病自去矣。"许氏立脾胃七法应用于临床各种疾病中。

1. 健脾益气法

代表方剂人参圆。药用人参、山芋、白术、茯苓、石斛、黄芪、五味子等。《普济本事方·卷第二》曰："人参圆，平补五脏虚羸，六腑怯弱，充肌肤进饮食。"

2. 理中补脾法

代表方剂补脾汤。药用人参、干姜、白术、甘草、陈皮、青皮等。《普济本事方·卷第九》："补脾汤，治伤寒汗后，脾胃伤冷物，胸膈不快，寻常气血不和。"

3. 温阳化湿法

代表方剂曲术圆。药用神曲、白术、干姜、肉桂、吴茱萸、川椒等。《普济本事方·卷第二》："曲术圆，治脾元久虚，不进饮食，停饮胁痛。"

4. 温脾导积法

代表方剂温脾汤。药用厚朴、干姜、肉桂、附子、大黄等。《普济本事方·卷第二》："温脾汤，治痼冷在肠胃间，连年腹痛泄泻，休作无时，服诸热药不效，宜先取去，然后调治易差，不可畏虚以养病也。"

5. 调补中焦法

代表方剂调中圆。药用干姜、橘红、白术、茯苓、木香、砂仁、肉桂、高良姜等。《普济本事方·卷第十》曰："调中圆，治小儿伤脾胃，腹胀。"

6. 滋阴养胃法

代表方剂竹茹汤。药用葛根、甘草、半夏、生姜、竹茹等。《普济本事方·卷第四》："竹茹汤，治胃热呕吐。"

7. 气血共调法

代表方剂加味十全饮、妙香散。药用茯苓、白术、人参、当归、川芎、黄芪、地黄、白芍、甘草、莪术、丁香等。《普济本事方·卷第四》:"加味十全饮,治诸虚并腹病。""妙香散,治诸虚。"

(二) 理重脾胃功能,证辨寒热虚实

严用和,字子礼,江西庐山人,生活于宋庆元至咸淳年间。17岁即悬壶济世。严氏喜好方书,从医50余年。学术上重视脏腑、重脾肾、重调气,并强调脾胃在人体生理、病理上的作用;在治疗上注意保护、扶持脾胃。其著作有《济生方》,处方240余首,条缕清晰,议论中肯。

严氏重视脾胃的生理、病理作用,他在《重订严氏济生方·呕吐反胃噎膈门》论述:"夫人受天地之中以生,莫不以胃气为主。盖胃受水谷,脾主运化,生血生气,以充四体者也。若脾胃无所伤,则无呕吐之患。其或饮食失节,温凉不调,或喜餐腥脍乳酪,或贪食生冷肥腻,露卧湿处,当风取凉,动扰于胃,胃既病矣,则脾气停滞,清浊不分,中焦为之痞塞,遂成呕吐之患焉。然此特论饮食过伤,风凉冷湿之所致者,又如忧思伤感,宿寒在胃,中脘伏痰,胃受邪热,瘀血停蓄,亦能令人呕吐。""脾胃主于中州……病由何生?"

脾胃致病病理,严氏认为:"人之脏腑,皆因触冒以成疾病,唯脾胃最易受触。"提出"若饮食不节,或伤生冷,或思虑过度"为脾胃病的病因,"如是阴气当升而不升,阳气当降而不降,中焦痞结,必成胀满。"

根据脾胃生理、病理特点,严氏按寒热虚实论治脾胃病。

"脾胃壅实，口内生疮，烦闷多渴，颊痛心烦，唇口干燥，壅滞不食"此为脾胃热病，严氏采用泻黄散清泻胃中伏火。

"因胃气先逆，饮酒过伤，或积风寒，或因忧思悒怏，或因蓄怒抑郁，宿滞痼瘕，积聚冷痰，动扰脾胃，不能消磨谷食"此为脾胃实证，严氏主张用太仓丸。

"脾脏不和，不进饮食，上燥下寒，服热药不得"宜服用六君子汤健脾补中。

"饮食不进，心腹胀满，四肢无力，吐逆，食不消，或手足浮肿，脏腑溏泄"此为脾胃虚寒，宜服用壮脾丸。

（三）脾胃所伤，详于食饮

罗天益，字谦甫，元代正定蒿城人。生活在公元 1220 ~ 1290 年。罗天益为李东垣门人，对李东垣的学术思想颇有研究和造诣，曾为元朝太医，著作《卫生宝鉴》。罗氏注重经典，重视实践。

罗天益继承李东垣的学术思想，并且在《内经》、《难经》的基础上，进一步发挥。《内经》曰："饮食自倍，脾胃乃伤。"罗氏在此基础上论述说："食物无务于多，贵在能节，所以保冲和而遂颐养也，若贪多务饱，饫塞难消，徒积暗伤，以召疾患。""能节满意之食，省爽口之味，常不至于饱甚者，即顿顿必无伤，物物皆为益，糟粕变化，早晚溲便按时，精华和凝，上下精液含蓄，神藏内府，荣卫外固，邪毒不能犯。"提出疾病与脾胃的关系密切。

并在《卫生宝鉴》中详细论述区分了食伤脾胃和饮伤脾胃。

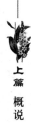

食伤脾胃，罗氏认为："人之生也，由五谷之精，化五味之备，故能生形。经曰：味归形，若伤于味亦能损形。今饮食反过其节，以致肠胃不能胜，气不及化，故伤焉。"指出食伤脾胃的症状为"气口紧盛，心胃满而口无味"。对其"伤者，有多少，有轻重"不同来进行辨证论治：伤之轻者，为"伤于厥阴"，以枳术丸主之；伤之重者，为"伤于少阴"，雄黄圣饼子之类主之；而"伤于太阴者"，则用备急丸、神宝丸、消积丸之类主之。

饮伤脾胃，罗氏反对嗜酒过度。"酒入于胃，则络脉满而经脉虚，脾主于为胃行其津液者也，阴气者，静而神藏，躁而消亡，饮食自倍，肠胃乃伤，盖阴气虚而阳气入，阳气入则胃不和，胃不和则精气竭，精气竭则不营于四肢也。"饮伤脾胃的症状为消疸、偏枯、痿厥、气满等等。其治法，罗氏推崇发汗利小便。方用葛花解醒汤令上下分消其湿。

（四）脾胃分治以益后世，酸甘濡润以滋胃阴

叶桂，字天士，号香岩，江苏吴县人，生活于清康熙六年～乾隆十一年（公元 1666～1745 年）。中医世家。先后从师 17 余人。叶氏博采众长，除探索外感热病的辨治规律外，在内伤杂病方面，亦传承创新，强调脾胃分治，创立胃阴学说。著有《温热论》、《临证指南医案》。

在脾胃论治方面，叶氏在李东垣学说基础上，更注重脾胃分治之理，创立胃阴学说，补充和发展了脾胃学说。其学术思想"脾喜刚燥，胃喜柔润"为脾胃分治的理论基础。门人华氏论述说："今观叶氏之书，始知脾胃当分析而论也。盖胃属戊土，脾属己土。戊阳己阴，阴阳之性有别也。脏宜藏，腑宜

通，脏腑之体用各殊。""其立论云，纳食主胃，运化主脾。脾宜升则健，胃宜降则和。"

在治疗上，叶氏重视胃阴，酸甘濡润以滋胃阴，创立养胃汤，用药多用沙参、麦门冬、石斛、扁豆、山药、甘草等。叶氏有关脾胃的论述，弥补当时举世详于治脾，笼统治胃的弊病，完善了脾胃学说的理论体系。

（五）内伤脾胃，百病由生

李杲，字明之，晚号东垣老人，宋代河北正定人，生活于公元1180～1251年。李杲出生富裕，早年其母患病不治而亡。李杲遂发奋学医，师从易州张元素。著作有《脾胃论》、《内外伤辨惑论》、《兰室秘藏》。

李杲研究经典著作，并结合临床经验，提出了"内伤脾胃，百病由生"的学说。在生理上，"脾胃为滋养元气之源"，李氏认为："真气又名元气，乃先天之精气，非胃气不能滋之"且"元气、谷气、营气、清气、卫气、上升之气，此数者，皆饮食入胃，谷气上行，胃气之异名，其实一也。"脾胃化水谷精微，化生元气，脾胃盛衰关系着元气的盛衰。另一方面，李氏认为："盖胃为水谷之海，饮食入胃，而精气先输脾归肺，上行春夏之令，以滋养周身，乃清气为天也；升已而下输膀胱，行秋冬之令，为传化糟粕，转味而出，乃浊阴之为地者也。"强调脾胃为精气升降之枢纽。

在病理上，李氏认为："脾胃之气即伤，而元气亦不能充，而诸病之所由生也。……或下泄而久不能升，是有秋冬而无春夏，乃生长之用陷于陨杀之气，而百病皆起；或久升而不降，亦病焉。"并由此提出"内伤脾胃，百病由生"的

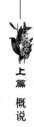

著名论断。李杲的脾胃学说对中医学做出了巨大的贡献，其影响深远。

二、近代名家治疗脾胃病经验

（一）通降十法

董建华（1918~2001 年）教授，上海青浦县人。16 岁开始学医，师承上海名医严二陵先生，得其真传。青年时代曾悬壶于江沪。30 年代中期先在南京中医学院任教，从事中医内科临床、教学和科研工作，参加过《伤寒论释义》、《温病学讲义》、《内儿科学》、《中医内科学》等编写和审编工作，主编《中医内科临床手册》，先后在国内杂志发表学术论文 20余篇。

董老认为治脾胃内伤应该从辨证角度着手。脾胃，一脏一腑，生理病理各有特点。脾主升清，喜燥恶湿；胃主通降，喜润恶燥。前贤常从清阳不升立论，治以升阳益气，如补中益气汤，这多因重视脾之生理特性。但是，更重要、更有效的治疗方法应以通降胃气为主。胃为水谷之腑，以通为用，以降为顺，降则和，不降则滞，反升则逆，通降是胃生理特点的集中表现。胃和的关键就在于胃气润降，否则传化无由，壅滞成病。此处，有实证所致不通，如气滞、血瘀、湿阻、食积、痰结、火郁等；也有虚证所致，若脾胃虚弱，传化失职，升降失调，清浊不分，瘀滞而从中升，为虚而加滞。胃痛虽有寒热虚实之分，治疗也有温清消补之别，但总以开其郁滞，调其升降为目的，都要着眼于一个"通"字。所以董老提出胃脘痛的通降十法：

1. 理气通降

此法适用于胃脘作胀，时轻时重的患者。以气滞为主，其中夹食、夹湿、夹痰间或有之，治宜理气通降。以香苏饮加减主之，加入一些通降行气之品，如枳壳、大腹皮、香橼皮、佛手等。本方以苏梗、香附、橘皮为君药，苏梗入胃，行气宽中，治中焦、脾虚气滞所致胀满、呕吐；香附入肝，疏肝解郁、理气调中，治胸脘胀满作痛效果良好；橘皮理气健脾化湿，为脾胃宣通疏利的要药。配枳壳以破气除痞，消积宽中，能消胃脘胀满，通大小便；佐大腹皮下气行水，调和脾胃；香橼皮、佛手二药具有宽胸除胀止痛之功。以上诸药配合，可以加强行气、和胃、通降、疏肝、止痛的作用。气机通降则胃气运行自然正常，胃之胀痛感也就消失了。

2. 化瘀通络

此法适用于瘀血阻滞之胃痛。"久病入络"，这是叶天士的观点，胃痛日久，也可入络，以针刺样痛为主，痛处固定，夜间痛甚，舌质紫暗或有瘀斑，脉涩。当以化瘀通络止痛为治。气滞与血瘀常常互为病因，病在气者，董老常用自拟金延香附汤治之，药用金铃子、延胡索、香附、陈皮、枳壳、大腹皮等。金铃子行气中之血滞；延胡索行血中之气滞；香附入肝理气解郁止痛，三药既能活血止痛，又能理气宽中。陈皮理气健脾化湿；配大腹皮与枳壳二味取其下气除胀消积，通利大小肠。瘀久入络的瘀血重证，常以自拟猥皮香虫汤进行治疗，本方以炙刺猬皮、炒九香虫为君药，炙刺猬皮入胃经，化瘀止痛，九香虫理气止痛，两药合用有祛瘀血，通滞气，止痛止血之功。再配五灵脂、金铃子、延胡索、乳香、没药等行气活血、化瘀止痛之品，加强疗效。

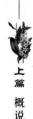

上篇 概说

3. 通腑泄热

此法适用于胃中积热，大便干结，舌红苔黄者。治以通腑泄热，给火热之邪以出路。常用药为：酒川军、黄连、黄芩、枳壳、瓜蒌、大腹皮、香橼皮、佛手等。气热口渴，大便不结者，去酒川军，加生石膏、知母；阴伤合增液汤。

4. 降胃导滞

此法适用于胃失通降，胆汁上泛，湿热蕴结，食积阻滞，症见胃脘堵闷、疼痛，口苦，舌红苔黄腻。本证是胃失通降所致胆汁上泛，降胃才是治本。治宜降胃导滞，常用苏梗、荷梗、香附、陈皮、莱菔子、大腹皮、槟榔、焦三仙、连翘、半枝莲等。苏梗、荷梗通气宽胸和胃，香附疏肝胆之气，陈皮理气化湿健脾，大腹皮、槟榔下气利水，莱菔子、焦三仙消积除胀，半枝莲、连翘取其苦寒之性折其邪热。湿重者加半夏，热重加黄连，痰热加全瓜蒌，便秘加酒川军，兼瘀血加失笑散。

5. 滋阴通降

此法适用于胃阴不足，症见隐隐灼痛，口干纳少便干，舌红少苔。治疗本证不能纯以滋阴补津之品，恐其滋腻碍胃，当以甘凉濡润，佐以行气化滞之品最为灵验。常用自拟加减益胃汤，方中沙参、石斛可治阴液耗伤或久病胃阴亏损。丹参、白芍和血柔肝；乌梅、甘草酸甘生津；金铃子、香附行气活血，疏肝止痛。

6. 辛甘通阳

此法适用于脾胃阳虚，症见胃痛喜暖喜按，饥时痛甚，得食痛缓，舌暗苔薄，脉细弦或沉弦。此证用甘以补其虚，温以暖其寒，和营而缓其急。治宜辛甘通阳，培土泄木为重点。常以自拟加味黄芪建中汤为主，方中饴糖、桂枝取其辛甘化阳之义，补中缓急散寒；黄芪大补中气；芍药、甘草酸甘化阴，缓急止痛；姜枣调和营卫。血得温则行，得寒则凝，气行则血行，气滞则血滞，故用金铃子、元胡行气活血止痛，陈皮理气和胃，以防滋补之品碍胃。诸药合用，使脾胃阴阳平调，营卫协和，气血通畅，脾运胃健。

7. 升清降浊

此法适用于中气下陷，症见体弱纳少，食则不运，腹胀如坠，病久不愈，此乃虚中夹滞，单用补益升提或单用疏理之品均不能奏效满意。故应脾胃同治，升降并调。若腹胀便稀，以升清为主；腹胀便干，以降浊为主。药用黄芪、党参、白术、甘草、酒当归、升麻、柴胡、大腹皮、枳壳。黄芪补中益气升阳，党参、白术、甘草补气健脾，升麻、柴胡助黄芪升阳举陷，另柴胡合大腹皮、枳壳疏肝理气宽中以消胀，酒当归以养血活血。诸药合用使中气得升，胀满得消，清升浊降。

8. 辛开苦降

此法适用于寒热错杂，症见胃痛喜暖喜按，得温痛减，舌红苔黄，此为上热下寒之证。治宜寒热并用以和阴阳，苦辛并进以调升降。方用半夏泻心汤加减，加入吴茱萸、枳壳、砂仁、陈皮等疏肝理气和胃之品。虚象不显者去党参，肠鸣便稀加白术、扁豆，反酸加乌贼骨、瓦楞子，痰热者合小陷胸汤。

9. 平肝降逆

此法适用于肝胃不和，痰浊内阻，胃气上逆，症见嗳气频作或恶心呕吐，大便干结或苔腻。此证因肝气不疏，胃气虚弱，痰浊内阻所致胃脘痞闷胀满，此乃本虚标实之证。治以疏肝降逆，益气和胃化痰。方用旋覆代赭汤加减，加入大黄以通腑开闭来助降逆，香附、苏梗以疏肝理气和胃来调和肝胃。诸药使胃虚得补，肝气得疏，痰浊得涤，气逆得降。

10. 散寒通阳

此法适用于寒邪犯胃，胃痛暴作，痛势较剧，喜暖喜按，苔薄白。素有胃病，复感寒邪，最多此证。此非虚寒，而为实证，治当温散宣通。方用良附丸，药用高良姜、香附、吴茱萸、苏梗、荜澄茄、陈皮、生姜、砂仁等。吴茱萸、荜澄茄、生姜温里散寒止痛，苏梗、陈皮、砂仁理气和胃。若寒食交阻，酌加焦三仙；化热者加黄连，或改用辛开苦降法。

这十种方法在临床上应灵活运用，不可拘泥于一法。

（二）三辨脾胃

叶熙春（1881~1968年），著名中医学家，浙江宁波人。自幼随当地名医莫尚古先生学医，尽得其传。行医六十余年，著有《叶熙春医案》。曾任浙江省卫生厅副厅长。

中医重在辨证论治，所以无论什么病首先要辨证准确。叶老治胃病提倡三辨。

首辨体用间太过不及。脾胃同属中土，脾为脏，胃为腑，以膜相连，脾藏精气而不泻，满而不能实，胃传化物而不藏，实而不能满，脾属太阴而多湿，胃属阳明而多燥，脾之体阴而用阳，胃者体阳而用阴。胃之纳降功能，赖乎脾中阳气之温运，以及津液之涵养。如若体用之间平衡失调，或太过，或不及，则胃痛，脘胀，泛酸，呕恶等症作矣。造成这种情况的病因病机有四：其一为胃火内炽。胃火盛则消谷，且耗液伤津，症见胃痛、口苦、嘈杂、善饥、呕酸、苔黄脉数，治以清热养阴，药用黄连、黄芩、蒲公英、银花之苦寒清热，佐以石斛、天花粉、甘草、芦根等甘寒凉润，既清胃家有余之火，又濡阳明不足之液。其二为阳气受遏，寒邪伤胃，阳气不展。症见胃痛彻背，口淡不渴，形寒喜温，呕吐清水，苔白滑，脉沉紧。寒者温之。投以良姜、荜茇、川椒、甘松、淡干姜、荜澄茄辛通腑阳，佐入天仙藤、南木香、九香虫、娑罗子、生香附行气止痛。其三是胃阴不足。胃中燥热，阳明失润，常见胃痛，脘胀，口干，纳呆，舌质红，苔薄燥，或中剥，脉细数。常用生地、麦门冬、沙参、玉竹、石斛、甘草等甘寒濡润之品，佐入银花、公英、竹茹等微苦清热之品。其四是胃湿内停，湿邪中阻，阳气不舒。症见胃痛、胸闷、口中黏腻、脉濡缓。湿者除之，可用桂枝、姜夏、薤白、干姜、茯苓、薏苡仁、苍术等辛燥淡渗，佐以香附、甘松、天仙藤等温中化气。

次别脏腑间生克乘侮。五脏之间生中有克，克中寓生，生克结合合乎五行制化之机。脏腑之间表里相合，经络相通，气血循回，生理相应，病理相干，浑然一体。胃既病，手足相传，腑病及脏，克我者轻而侮之，我克者乘而侮之，种种变化，常见有五：一为肝木乘胃土，常见胃痛、脘胀、胁痛、呕酸、脉弦、苔薄。肝乘胃，治在肝，宜苦辛并进，如黄连配吴茱萸、川楝子配元胡、丹皮配川椒、甘草合白芍，以奏辛开、苦降、甘缓、酸敛之功；佐入当归、郁金、娑罗子、青陈皮、金沸梗、四制香附等以疏肝行气，养血止痛。其二为胃病及肺，母病及子，盖肺、肝、胃三者，土生金，金制木，木受金制而不横，胃得安和，此乃"亢则害，承乃制"，今胃液不足，土不生津，肺津也亏，肺虚不能平木，木无所制而横侮于胃，肝升太过，胃降不及，症见胃痛、胁痛、脘胀、呕恶、口干咽燥等。治宜沙参、麦门冬、玉竹、生地、当归、甘草之濡润；佐以桑叶、枇杷叶、川楝子等苦降之品。其三为胃阳微，久则子盗母气，以致心肾阳衰，阳气不布，遂见胃痛，胸闷，心悸，肢冷，形寒，口淡，舌淡苔白润，脉细弦等症。用桂枝、肉桂、甘草、炮姜、红枣、白芍、附块、甘松、川椒、当归等辛热通阳，宣痹散结。四为脾胃俱病，脾胃属土，同属后天之本，脏腑相合，气血相通，胃病久而累及于脾，以致升降失调，清浊混淆。症见胃痛，痞满口淡，便溏，肢冷，神怠，舌胖淡，苔薄润，脉虚软。治宜党参、白术、甘草、炮姜、桂枝、白芍、红枣、饴糖、黄芪等甘温补虚，佐以南木香、天仙藤、香附、甘松以理气止痛。五为胃肠同病，胃肠同属阳明，别为手足，胃气内结，腑气不降，大便秘结，浊邪中阻以致胃痛、腹胀、口苦、口臭、嗳腐、厌食，苔黄厚，脉沉实。六腑宜通，胃气当降，治以黄连、大黄、黄芩通腑泄热以降逆，佐入姜半夏、瓜蒌、枳壳辛通调气而开痹，若便秘日久，腹胀拒按者，再佐川厚朴、芒硝，泻阳明实热，复胃气之升降。

再探气分血分之别。邪气的传递，病情的演变一般有由表传里，由经入络，由气及血的过程，以致后来气血俱病，络道不利之证，故应辨病之气分血分。凡面色青晦，肌肤甲错，病程绵长，胃痛如刺，痛处固定不移，或呕出、便下紫血瘀块，舌色暗红泛紫，边有瘀斑，脉来滞涩者属瘀阻之候。急则治宜止血，药用蒲黄、五灵脂、旱莲草、茜草、槐米等。偏热者佐以制军、丹皮、红藤；偏寒者参入当归、姜炭；中气虚者，再用参、术、甘草和炮姜甘缓温涩；胃火炽者，参以蒲公英、黄连、金银花，合大黄泻火降逆；若胃痛如刺，加用桃仁、苏木或花蕊石化瘀通络。亦有已无出血但仍病久不愈者，如治气不愈，当治其血，治血之法，或用桂枝、赤芍、当归、桃仁等温经活血，或以蒲黄、五灵脂、红花、元胡等化瘀散结，或在通治方中，参入血分之药。

（三）治疗胃脘痛，须辨气、寒、虚

秦伯未（1901～1970年），号谦斋，著名中医学家，上海市人。早年毕业于中医专门学校。因成绩优异，留校任教。1955年应聘任卫生部中医顾问，并任教于北京中医学院。曾任中华医学会副会长，国家科委中药组组长等职。

秦氏将胃脘痛分为胃气痛、胃寒痛、胃虚痛三种。

胃气痛指的是因致病因素而引起以胃脘胀痛为主症的胃痛。致病因素有饮食所伤和肝气犯胃。饮食所伤症见胃脘胀痛，胸闷痞塞，得嗳气稍舒，或伴腹胀，大便困难，脉多弦滑。治以行气散滞，常用香砂枳术丸（木香、砂仁、枳实、白术）。较重者结合用沉香降气散（沉香、香附、砂仁、甘草）。由肝气引起，恼怒之后，肝气横逆犯胃，常见胁满胀痛，时有叹息。治以疏肝健脾和胃，方用柴胡疏肝散或调气散（香附、青陈皮、藿香、木香、乌药、砂仁、甘草）。凡肝气引起的胃痛，经久不愈，极易化火，治宜宣泄苦降，方用化肝煎（白芍、丹皮、栀子、青皮、贝母、泽泻）合左金丸。

胃寒痛症见喜按欲饮热，疼痛持续，伴吐清水，畏寒，手足冷，脉沉迟，舌苔白腻。由中焦受寒所致属实证，治宜温中散寒，方用厚朴温中汤（厚朴、茯苓、陈皮、甘草、干姜、生姜、豆蔻、木香）。兼饮食不慎，寒食交阻，疼痛剧烈者，酌加神曲、山楂等以消食呆滞。

胃虚痛症见空腹痛，得食或得温则缓解，伴反酸，胃寒喜暖，舌质淡，苔薄白，脉沉细无力或虚弦。此证与脾关系密切。胃主通降，脾主升清；胃喜润恶燥，脾喜燥恶湿；胃当

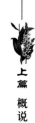

通，脾当守，两者作用不同，但相互为用。胃虚痛与脾气虚寒关系密切，治拟黄芪建中汤温养中气。出血时生姜改炮姜以温里止血，加阿胶以养血止血。

（四）治胃炎十法

张镜人（1923～2009年），主任医师，上海市人。家世业医，为第十二代传人。对慢性萎缩性胃炎、慢性肾炎、冠心病的辨证论治独具匠心。建国后曾任上海市卫生局顾问，中华全国中医学会副会长，上海市科学技术协会常务委员等职。

张氏对胃炎的辨证多从三点着眼：①胃炎当从热辨治；②病起于肝胆，证见于脾胃；③气虚与血瘀并存。这与张老临床实践有很大关系，这也直接影响了他对胃炎治法的考虑。立法上宗"中焦如衡，非平不安"的法则，具体提出治胃炎10法：

1. 清热和胃

慢性胃炎每多见胃脘部灼热疼痛，口干口苦，嘈杂易饥，或吐酸苦水，大便干结，舌红苔黄等，这是因为平日恣食辛辣，热郁中焦，胃失和降所致。治当清热和胃。常用药如黄芩、连翘、铁树叶、芙蓉叶、知母、平地木、白花蛇舌草等以清泄阳明；其中铁树叶清热止痛；芙蓉叶散热疗疡；黄芩、连翘、白花蛇舌草清热除烦；知母清阳明之热且有滋阴之效；平地木性味苦甘，善治心胃气痛。

2. 疏肝和胃

肝胆之气不疏，横逆于胃，可见胃脘痞满，隐痛，或引及两胁，口苦，脉弦等，治当疏泄肝胆之气，和胃安中。张老多用四逆散加减，其中四逆散有疏肝解郁理脾之效，加香附以助疏肝理气，玄胡行血中之气滞，九香虫行气止痛。

3. 益气养胃

胃病迁延日久，脾气则相应受损，腑病及脏，则脾胃气虚，症见神疲乏力，食欲不佳，或食则不化，大便先干后稀，或便形不实，或便溏，舌胖或边有齿痕，脉细无力。治宜健脾益气以养胃。常用药如孩儿参、炒白术、怀山药、香扁豆，其中孩儿参补气养胃；白术健脾而燥湿；山药、扁豆健脾养胃，补中止泻。

4. 养阴益胃

平日喜食辛辣、酗酒、饮水不足或肝经郁热犯胃都易损胃阴，胃喜润恶燥，津少则胃脘灼热隐痛，口干喜饮，或嘈杂不舒，大便干，舌红少苔有裂纹或舌光剥，脉细涩。治宜养阴生津益胃。常用药如南沙参、川石斛、白芍、甘草等。沙参、石斛养肺胃之阴；白芍配甘草酸甘化阴，且能缓肝急，兼具缓急止痛之功。胃失濡润，食不纳运，则酌加乌梅、木瓜、焦山楂等酸味之品，益阴以润燥，养胃以助运。

5. 清化瘀热

肝郁化火，损及胃络，气滞与瘀热互结。症见胃脘灼痛或刺痛，痛有定处，舌质暗红或有瘀点、瘀斑，舌下静脉曲张、增粗。治宜清化瘀热。常用药如丹参、血竭、赤芍、白花蛇舌草、白英等，其中丹参、赤芍、血竭活血行瘀止痛，白花蛇舌草、白英清热解毒而消瘀结。

6. 调气活血

肝胃失调，牵及脾气，病久入络，呈现气虚血瘀之证，表现为胃脘隐痛胀满，神疲乏力，便溏纳呆，舌胖或舌质紫暗。治宜调气活血。常用药如孩儿参、白术、柴胡、香附、丹参、

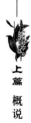

赤芍，其中孩儿参、白术健脾益气，柴胡、香附疏肝理气解郁、调和肝胃，丹参、赤芍活血化瘀以止痛。

7. 寒温相适

张老治胃炎多从热证着眼，但此病多有胀满之症，乃气滞所因也，清胃热多用寒药，但寒凉之品有碍气机，反使胀满更甚。因此，治宜寒温相伍。常用药如苏梗、黄芩、平地木、连翘，其中黄芩、连翘苦寒而清胃热；苏梗理气宽中、温而不燥，防芩、翘之苦寒且能行气除胀；寒温配伍，使热得清，痞得消。

8. 升降并调

脾胃之病多由肝胆引起，肝气易亢逆于上，亦使胃气上逆，肝气横逆犯脾，使脾气不振，症见嗳气，泛吐酸苦水，体重减轻，厌食纳呆，食则腹胀、便溏等。此为升降失司，清浊不分，治当升降并调。常用药如旋覆花、代赭石、柴胡、黄芩，其中旋覆花、代赭石降胃上逆之气；柴胡升清阳之气，且配合黄芩疏达少阳郁气，降泄少阳胆热。

9. 化湿和中

脾喜燥恶湿，若恣食生冷油腻，或气候潮湿，则湿从外受；若脾运不健，则湿从内生，脾之运化受碍，影响胃之受纳，症见胸闷脘痞，肢重，头沉如裹，乏力，口渴而不多饮，纳呆，苔黄腻或白腻，脉濡细或滑。治宜化湿和中。湿热重则用陈佩梗、生薏苡仁，陈佩梗性味辛平，化中湿之良药，生薏苡仁性味甘淡凉，健脾渗湿，两药相合力除湿热；寒湿重则用半夏、陈皮，两药为降逆健脾化湿之常用对药。

10. 消导和胃

《素问·五脏别论》："六腑者，传化物而不藏，故实而不能满。"胃为六腑之一，水谷之海，但必须不断传导变化，以保持虚实更替永不塞满的状态，若脾胃为病，胃不收纳，脾不健运，使食滞中焦，症见脘腹饱胀拒按，食欲不振，嗳腐吞酸，大便结如虫卵、味臭秽，舌苔厚腻，治当消导健脾和胃。方用保和丸，重用谷芽，认为其有健脾悦胃之功。

（五）三合共四合

焦树德（1922~2008年），教授，曾任中日友好医院专家室副主任，北京中医学院客座教授，中华全国中医学会常务理事。是著名中医临床学家，学验俱丰，著作有《用药心得十讲》、《从病例谈辨证施治》等。

焦老谈治胃脘痛善用"三合共四合"。三合汤主要由良附丸、百合汤、丹参饮三个药方组合而成，药物组成有高良姜6~10g，制香附6~10g，百合30g，乌药9~12g，丹参30g，檀香6g，砂仁3g。主治：长期难愈的胃脘痛，或曾服用其他治胃痛药无效者，胃脘喜暖，痛处喜按，但又不能重按，大便或干或溏，舌苔白或薄白，脉象弦，或沉细弦，细滑略弦，虚实寒热症状夹杂并见者。其中百合性味甘平，主入肺、胃二经，降泻肺胃郁气，肺气降，胃气和，则诸气协调；配以乌药理气宣通，疏散滞气，温顺胃经逆气。二药合用，既能清泄肺胃郁气，又能防止百合平凉之性，有碍中运。《本经》说百合能"补中益气"，王好古说乌药能"理元气"。故本方更适用于日久不愈，正气渐衰之证。高良姜辛热，散寒。香附味辛微苦甘、性平，理气行滞，利三焦，解六郁。二药合用，善治寒凝气滞胃痛。寒凝重者重用高良姜，因气滞而痛者，重用制香附。丹参饮为丹参、檀香、砂仁三药组成，是治心胸、胃脘疼

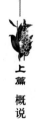

61

痛的有效良方。其中丹参味苦，性微凉，活血祛瘀，通经止痛。檀香辛温，行气调中，和胃醒脾。三药相合，以丹参入血分，又配以檀香、砂仁，既能活瘀滞，又能理胃气，以上这三个药方相合，组成三合汤则既主气又主血，既主寒又主滞，治疗心腹诸痛，既能治病，又能益人，功效比较全面。寒凝为主，遇寒痛重，得暖则舒，苔白脉缓，或沉弦，证属胃寒盛者，减丹参为20g，加砂仁为6g，高良姜10g，吴茱萸5g，干姜5g。兼有胸脘发闷，泛恶吐水，喜干食，不欲饮水，舌苔白腻，便溏脉濡，证属中湿不化者，可加陈皮10g，半夏9~12g，茯苓10~15g，木香6~9g，煅瓦楞10g。兼有右胁或两胁胀痛或隐痛，情绪不佳则胃痛加重，喜长吁、嗳气，大便时干时软，脉象沉弦或弦细，证属肝郁犯胃者，轻可用高良姜，重用香附，可加柴胡9g，厚朴10g，炒川楝子10g，绿萼梅5g，白芍10g，檀香改为9g。兼有口苦，舌苔微黄，虽思冷饮食，但食冷物疼痛加重，胃中似有灼热感，脉略有数象，证属标热本寒者，减高良姜为15g，加炒萸连6g，炒黄芩9g，千年健12g，去砂仁。兼舌红无苔，口干不欲饮水，饭后迟消，大便少而涩，或干燥，证属中焦气化不利，津不上输者，可加知母、焦三仙各9g，香稻芽10g，葛根9g。大便色黑，潜血阳性者，加白及9g，生藕节15~20g，茜草炭12g，减高良姜为5g。舌红无苔，口干，喜稀饮食，夜间口渴，胃中有灼热感，食欲不振，大便干涩不爽，脉沉细数，或弦细略数，证属胃阴不足者，去砂仁，可减高良姜为3g，加沙参9g，麦门冬6g，知母9g，白梅花3g。

四合汤，即在上述三合汤中，再加失笑散（蒲黄6~10g，五灵脂9~12g），四个药方合用，故名四合汤。主治：同三合汤，但又兼有胃脘刺痛，痛处固定，唇舌色暗或有瘀斑，或夜间痛重，脉象沉而带涩，证属中焦瘀血阻滞者。方义：在三合汤基础上，又加蒲黄活血散瘀，五灵脂行血止痛。二药合用，再配合丹参，化瘀止痛的功效增加，对瘀血阻络的心腹疼痛有良好疗效。四方合用，既有气药，又有血药，既能祛邪，又能益人，所以对久治不愈的胃脘痛，能发挥特有的效果。兼有呕血、便血者，须改用蒲黄炭、五灵脂炭，再加白及 10g，生藕节炭 30g，三七粉（冲服）2g，伏龙肝（煎汤代水）60～100g，香附炒黑，亦可减去砂仁。如无呕血、便血，但大便黑色，潜血阳性者，也可用蒲黄炭、灵脂炭，或再加白及、乌贼骨等。其余加减，同三合汤。

（六）胃痛证治六法

李克绍（1910～1996 年），教授，山东牟平县人。毕生致力于《伤寒论》的研究和教学工作，著作有《金匮要略浅识》、《伤寒论讲义》、《伤寒解惑论》和《伤寒论语释》等。

1. 涤痰止痛法

因外邪干预或脾不健运，致痰湿蕴阻中焦，潴留于胃，影响胃之收纳和中焦对津液的输布，症见胃痛、口干口黏、胸膈满闷、身重困倦、呕恶纳呆、舌苔白厚腻、脉沉滑。痰邪胶着难化，轻者用清热化痰法，仿用丹溪海蛤丸方（海蛤壳、瓜蒌仁）加减。如效果不大，兼胸闷气粗，大便秘结等症，改用小胃丹（芫花、甘遂、京大戟、大黄、黄柏）。《金匮要略》的瓜蒌薤白半夏汤、枳实薤白桂枝汤等，不可看作为单纯治心绞痛的专方，用来治痰饮痹阻的胃痛效果也很好。

2. 攻下逐瘀止痛法

"瘀"，是胃肠道的瘀滞。据先生经验，凡中医诊断为胃

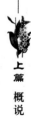

肠道有瘀滞的病人，通过现代医学检查，大多有十二指肠溃疡存在，对症用药之后，或泻下白冻状物，或烂肉状物，或黑色坚硬的粒状物，以及坚硬的粪块等。因此可知，这些瘀滞物，或是炎症、溃疡渗出物的积存，或是部分食物或残渣不能顺利下行，又与渗出液混合积久而成。胃肠道瘀滞形成之后，不但疼痛加剧，而且由于胃肠蠕动迟缓，使大便干结，多日不解，以及嗳气，食少，腹部阵痛等。也常伴有胃脘部怕风冷、畏冷食。治法当用攻下逐瘀，方用遇仙丹（黑丑、槟榔、三棱、莪术、大黄、木香、皂荚）、大黄附子汤（大黄、附子、细辛）。

3. 活血止痛法

久病入络，胃痛日久使邪气阻碍胃之络脉血行，出现瘀血阻滞之证。症见胃痛多呈针刺样，痛有定处，按之痛甚，食后加剧，夜间尤甚，舌质紫暗或有瘀斑，脉涩。治当活血化瘀止痛。方用失笑散加减。方中五灵脂和蒲黄，既能活血，又能燥湿化瘀，所以对痰血混杂者尤为适宜。此外，还有用炒五灵脂配枯矾，共为细末，温酒调服的；有将五灵脂配桃仁，研末醋糊为丸，酒醋任下的。临证可以随宜选方。

4. 解热止痛法

这种胃脘热痛，临床较为多见，症见胃中灼热，舌赤脉数，时痛时止，痛重时不敢食饮生冷，甚则额上汗出，或全身冷汗，手足发凉等。治当清热止痛。药用以栀子、黄连为主药，热极出现假寒者，须以辛热走窜药为反佐，如《医彻》之仓促散（栀子、生姜汁）中所用的生姜汁。此外，还有用生、枯白矾等分研末，糊丸，酒服，用酒服之意也与反佐道理相同。总之，黄连、栀子都能解热，栀子导热下行，为其长处，而黄连、白矾守而不走，又能燥湿，适于热而兼湿者。治胃热作痛还有几个方药，如《统旨方》的清中汤（栀子、黄连、陈皮、茯苓、半夏、豆蔻、炙甘草、生姜），《张氏医通》的清中蠲痛汤（栀子、黄连、栀仁、香附、炮姜、川芎、苍术、神曲、生姜、大枣），《沈氏尊生》的清热解郁汤（栀子、黄连、枳壳、川芎、香附、苍术、陈皮、干姜、炙甘草、生姜）。这些方子都以黄连、栀子为主药，不同是：清中汤里有二陈汤，清中蠲痛汤和清热解郁汤都含有越鞠丸，故前者适用于胃痛夹痰，吐酸者；后两方能理气开郁，对情志不舒所诱发的胃痛较为适宜。应当注意的是后面两方中都有炮干姜，为反佐之用。热极会出现表象似寒的假寒证，如四肢发凉，周身冷汗，不敢食饮生冷等。如果治用寒凉不用辛热相伍，则寒凉药就会与郁热相格拒，起不到清散宣泄的作用。此外，栀子配生姜、香附、川芎亦是反佐之意。另外，若不敢食饮生冷者，寒凉药配以干姜；胃脘怕凉风者，则配以白芷。郁热胃痛经上述方药治疗后，一般能较快痊愈，也有病程较为绵长、断断续续者，为郁热已解，但仍有秽浊郁滞胃中，可用元明粉3～6g，温水化服即愈。有胃热痛兼胀，牵及两胁，脉象弦数者，当疏肝泻火，方用金铃子散。

5. 温中止痛法

胃痛喜温恶寒，脉迟舌淡，大便溏薄，四肢怕冷，治应温中祛寒，常用药如干姜、良姜、肉桂、吴茱萸、草豆蔻等，理中汤是常用方剂。

6. 建中养胃止痛

此法为纯虚无邪时用，若有痰、血、宿食等存在，用之效果较差。建中以当归建中汤（当归、桂枝、白芍、饴糖、炙甘草、生姜、大枣）为代表，养胃以叶氏养胃汤（沙参、麦门冬、玉竹、白扁豆、甘草）为好。当胃痛喜按，舌红苔少，或中心光剥无苔，脉象沉弦者，宜用当归建中汤；胃中觉热，舌质红者，宜用丹参饮，兼有口燥口干者，宜用叶氏养胃汤。当归建中汤甘温养液，叶氏养胃汤甘凉养液，不但能治中虚液少之胃痛，也常被选用为巩固疗效的善后之方。

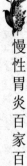

慢性胃炎百家百方

临证心得

慢性胃炎的治疗应根据脾胃的生理功能与病理机制，分为五个阶段（即五个证型）肝郁气滞证、脾胃虚弱证、血瘀热毒证、阴虚有热证、气阴两虚证，分别治以舒肝和胃、健脾益气、活血解毒、养阴清热、益气养阴，结合调理脾胃枢机、肝胃共举、扶正祛邪等法，疗效显著。本病的临床症状不典型，有时仅表现为食欲下降、消瘦乏力、上腹部疼痛、胀满，后期可见营养不良、贫血、齿龈萎缩等，病程长，不易治愈，部分可转变为胃癌，胃镜和活体组织检查是诊断本病的主要依据。现结合临床实践将辨证分型与治法特点、个人经验浅谈如下。

一、辨证分型

（一）肝郁气滞证

胃脘胀满或胀痛，胁肋胀痛，嗳气，反酸，或胸闷食少，大便不畅，舌苔薄白，脉弦。药用柴胡、芍药、香附、乌药等组成。主要功效：舒肝和胃。

（二）脾胃虚弱证

胃脘胀满或隐痛，胃部喜按喜暖，大便稀溏，乏力，舌质淡，

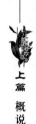

边有齿痕，或食少，气短，懒言，呕吐清水，口淡，脉细弱。用药主要由黄芪、黄精、党参等组成。主要功效：健脾益气。

（三）血瘀热毒型

胃脘疼痛，或痛有针刺感，或痛有灼热感，疼痛拒按，或见呕血黑便，烦躁易怒，反酸嘈杂，口干口苦，大便干结，舌质紫黯或有瘀点、瘀斑，苔黄或厚，脉弦涩或弦数。药用蜂房、三棱、姜黄、地鳖虫各10g，半枝莲、白花蛇舌草各30g，莪术15g，丹参20g。主要功效：活血解毒。

（四）阴虚有热型

胃痛隐隐，或胃脘热痛，口燥咽干，大便偏干，排出不畅，或手足心热，潮热盗汗，舌红有裂纹少津，舌苔少或无，脉细数。用药：玉竹、沙参、赤芍各15g，麦门冬、蒲公英、夏枯草各30g，蚤休10g，天花粉20g。主要功效：养阴清热。

（五）气阴两虚型

胃脘隐痛而喜按，伴面色萎黄，少气懒言，神疲乏力，或口干咽干，夜间加重。舌淡苔白，脉虚无力。用药：白人参6g，太子参、黄精各20g，黄芪30g，石斛、鳖甲各10g，元参15g，山慈姑5g。主要功效：益气养阴。

二、治法特点

根据慢性胃炎病程长、病证繁杂的特点，在临床上总结出治应"脾宜运补、胃宜通降"，"调理脾胃、复其枢机"，"扶正祛邪"等。

（一）胃宜通降

胃为水谷之海，属六腑之一，六腑传化物而不藏，以通为用，以降为顺。胃气降则和，不降则滞，反升则逆。胃为阳土，喜润恶燥，性宜通降。诊治慢性胃炎，着眼气机升降，以通立法，认为人体阴阳平衡，赖气机之正常升降，尤其是脾胃为一身气血之枢纽，人身之阴阳气血，脏腑之斡旋升降，全赖脾胃滋养与运化。胃以通为补，所谓"通"，并非单指攻下通利而言，在治疗慢性胃炎临床实践中，针对慢性胃炎的病机，辨证所采用的理气、化湿、清热、活血、补虚等法，使气血调、壅塞通、瘀滞消、毒邪去、瘀血活，皆是通降之法。

（二）脾宜运补

脾为阴土，喜燥恶湿，性宜升发。在治疗上运用甘温补中健脾为主，少佐辛散，既能健运中州，缓急止痛，又能开发郁结，使气机畅通。甘温常用党参、白术、甘草，行气多用木香、陈皮、枳壳、苏梗、乌药等，对于慢性胃炎之疼痛、胀满，应补中兼通，通而不伐。兼有食滞者，则佐以鸡内金、炒谷芽、炒麦芽等消食健脾和胃之品；兼湿阻者，当加藿香、佩兰、苏梗之属以醒脾利湿。

（三）清热通下

症见脘痛拒按，进食辛辣疼痛加重，口干、口苦，气热口渴，喜凉饮，心中烦，满闷不舒，大便干结，小便深黄，舌红或绛、苔黄腻，舌干燥少津，脉弦滑有力或兼数象。治以清热通下，和胃止痛。可加用柴胡、黄芩、法半夏、枳实、白芍、大黄、蒲公英、延胡索等。便秘重者加芒硝、桃仁、虎杖。本法之用在于通下生津，清泄阳明实热，解其郁闭之气机，使胃腑安和。

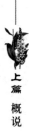

（四）消积导滞

暴饮暴食伤及胃腑，影响脾胃功能，症见胃痛，脘腹胀满，嗳腐吞酸或呕吐不消化食物，食后痛甚或恶食，空腹、吐食或矢气后痛减，大便泄泻，臭秽或不爽，舌苔厚或黄腻，脉滑或实。食滞轻者加用保和丸，重者加用木香槟榔丸等。乳制品所伤，脘痞腹胀，可用山楂、藿香，舌苔白腻者加炒苍术、草豆蔻；瓜果所伤，可用丁香、肉桂；若酒食伤胃者，加用葛花、砂仁、苏梗；豆制品所伤，可用莱菔子。

（五）活血通络

症见胃脘刺痛，疼痛如锥，痛有定处，拒按，不能进食，食则痛剧，或伴呕哕痰涎，便黑，面色无华，舌暗，有瘀斑，脉沉涩。治则：益气通络，活血化瘀。药选：三七、丹参、泽兰、瓦楞子、当归尾等。气虚较重，致瘀血阻络者，重加黄芪 60～120g 以补气；呕哕痰涎较重者，合二陈汤、吴茱萸汤化裁。若呕血、黑便量多，舌有红刺，脉弦数，结合清胃宁络之法，可加用藕炭、黄芩炭、生地炭、白茅根、三七、蒲黄炭、侧柏炭等。胃痛血瘀而胃酸过多，时而嘈杂、反酸，加入莪术，有协同或加强制酸作用。若络损瘀结（病理检查肠上皮化生、不典型增生），加牡蛎、浙贝母、泽兰。

（六）调和脾胃

脾与胃互为表里，同居中焦，为气机升降之枢纽。胃之受纳腐熟，赖脾之运化升清；而胃之和降，也赖脾之升发。慢性胃炎初期以邪实为主，治疗重在于胃，以通降胃腑为主，常配用枳实、厚朴、黄连、半夏、瓜蒌、蒲公英等理气、清热、降浊之品。后期久病必虚，病位虽在胃，而其本在脾，治脾贵在运而不在补。所以常选用茯苓、白术、党参、白扁豆、薏苡仁、山药等甘平微温之品健运中气，或佐小量防风、柴胡、升麻等，升阳以降浊。寒凉之品或治不得法损伤胃阳，常伴脾胃虚寒兼水湿内停，治以温阳健脾、理气化湿，常选用炮附子、干姜、生姜、桂枝、黄芪、陈皮、法半夏、厚朴、炙甘草等。

（七）调和肝胃

慢性胃炎除与脾胃关系密切外，与肝胆亦密切相关。肝属木，为刚脏，性喜条达而主疏泄；胃属土，为多气多血之腑，喜濡润而主受纳。脾胃正常的运化有赖于肝胆疏泄功能的正常，肝胆之气的太过与不及都能影响脾胃的运化功能。若肝热犯胃，症见呕吐、嘈杂重者，加用旋覆花、代赭石、川黄连、吴茱萸；呕恶重者加苏梗、半夏、生姜；湿阻气滞加藿香、佩兰、苏梗；胃脘灼痛、反酸嘈杂、心烦易怒重者，结合桑叶、丹皮、瓦楞子、左金丸、金铃子散清泄为主，少佐川芎、生麦芽以开郁。肝火既清，见肝胃阴伤，常乌梅、白芍、甘草、沙参、麦门冬、枸杞等并用，酸甘化阴，柔肝养胃。慢性胃炎病机演变多伴有肝气不疏，土壅木郁，肝木克土等。袁红霞教授认为，此证虽有肝郁，但多伴肝阴不足。辨证方中加用柴胡、香附、枳壳、郁金、紫苏梗、橘叶等以疏肝，加用白芍、甘草、枸杞、乌梅等以养阴柔肝。如肝经郁火伤阴，清肝加用桑叶、赤芍。土壅木郁，伴见胃阴不足之象，药以轻灵流通为主，否则胃阴亏虚，正气虚衰，萎缩之胃黏膜更难恢复。理气之品不可过用辛燥，多选用佛手、香橼、八月札、玫瑰花、绿萼梅等，并佐以乌梅、五味子、沙参、麦门冬等。

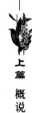

（八）扶正祛邪

慢性胃炎大多病程日久，虚证居多，"虚则补之"。养阴津必先补益脾胃中气，用药宜甘温而不燥，柔养而不腻，常选加西洋参、山药、扁豆、生薏苡仁、石斛、沙参、麦门冬、乌梅等。重视养阴与补阳的关系，阴虚常兼气虚，养阴易碍脾阳，故养阴同时，注意佐以益气温阳之品，如白术、肉桂、干姜等，其中肉桂、干姜量少仅用 5g，以防中土运化不畅。慢性胃炎病程日久，脾胃虚弱，运化功能减退，则水反为湿，谷反为滞，痰湿内停，日久化生湿热，又可耗伤胃阴，伤及胃络，致寒热虚实夹杂。"气滞"、"湿阻"、"食积"、"瘀血"等相因为患，导致虚中夹实的病理状态。病虽由虚所致，若一味进补，过用甘腻之品，则可导致气滞生满，食积难化，助湿生痰、瘀热伤络。治宜根据虚实轻重缓急之不同，通调气血，分主次治疗。以胀为主加厚朴、槟榔；以痛为主加白芷、细辛、砂仁；气窜两胁而胀痛者加四逆散；反酸者加海螵蛸；嗳气、呕恶者加生姜、竹茹、旋覆花；口苦或属胆汁反流性胃炎者合小柴胡汤。

（九）补虚活血

慢性胃炎病程较长，盖气行则血行，气滞则血滞，脾虚气弱，气血运行不畅可致血瘀，故有脾虚气弱兼血瘀者，也有胃阴不足兼血瘀者。可兼见胃脘灼痛或刺痛，夜间更甚，舌质淡暗等血瘀证。脾虚气弱兼血瘀治以健脾和胃、行气活血，常选用仙鹤草、党参、白术、茯苓、陈皮、法半夏、木香、砂仁、檀香、丹参、三七等。若脾胃虚寒明显，则加肉桂、桂枝、小茴香等辛温通络之品。胃阴不足兼血瘀者，常选用太子参、生地黄、沙参、麦门冬、赤芍、桃仁、红花、丹参、蒲黄等。此外，久病瘀血重者，用虫类药，以搜剔络脉，如土鳖虫、九香虫等。

（十）结合辨病用药

临床中对于一些无证可辨者，可以借助于现代诊疗手段，如生化检查、内窥镜等。近年研究发现大黄、黄连等53味中药单味和复方对幽门螺杆菌（Hp）有较强抑制作用，而以清热解毒药为多。如大黄能减少胃液分泌，降低胃游离酸及胃蛋白酶活性，有清除幽门螺杆菌作用；黄连对幽门螺杆菌抑制作用最强，并有解痉作用。为此针对幽门螺杆菌阳性患者，多在中药复方中加用大黄、黄连、蒲公英、白花蛇舌草、左金丸等药物。胃镜示胃黏膜充血水肿者加川芎、延胡索、三七粉以活血通络，有出血时加仙鹤草、地榆以凉血止血。胃黏膜以白相为主者酌选附子理中丸、香砂六君子丸以温中健脾散寒。伴肠上皮化生者加薏苡仁、白花蛇舌草、败酱草清热化湿，且有提高细胞免疫之功能；伴不典型增生者加莪术、露蜂房、半枝莲、灵芝、生薏苡仁活血消肿，提高免疫功能，有防癌抗癌之功效。

（十一）分阶段治疗

初期或是新病，或是病机单纯，或是年龄较轻者，当以祛邪为先（舒肝清热、活血解毒）；中期病机较为复杂，常伴见气虚及阴虚气滞之象，当祛邪与扶正并用；后期多病程较长，证见气阴两虚、气虚与血瘀等虚实互见之候，应攻补兼施，药量不宜过重，方不宜过大过繁，以扶正为主，兼以祛邪。

总之，临床应用时，应因人、因病、因证具体分析，或调

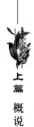

肝，或调脾，或调和其他脏腑功能，结合辨病、分期分阶段治疗，治疗则或以祛邪为主，或以扶正为主，或二者兼顾，或数法并用，治调结合，治养结合。慢性胃炎的治疗需要较长时间，药既中病，当守方守法服用，不要因短期疗效不著而改弦易辙。

附：慢性胃炎的调养与防治

一、慢性胃炎的饮食调护

（一）饮食调护的原则

胃黏膜血管丰富，具有对饮食物的贮存、消化和运送功能。饮食不调是引起胃病的重要因素，因此养成良好的饮食习惯是防治胃炎的关键，这也是与防治其他疾病不同的地方。总体来说，进食时做到以下几点，慢性胃炎就可以说已治愈了一半。

①宜嚼：细嚼慢咽可以减少粗糙食物对胃黏膜的刺激。

②宜节：饮食应有节律，切忌暴饮暴食及食无定时。

③宜洁：注意饮食卫生，杜绝外界微生物对胃黏膜的侵害。

④宜细：尽量做到进食较精细易消化、富有营养的食物。

⑤宜清淡：少食肥、甘、厚、腻、辛辣等食物，少饮酒及浓茶。

（二）食疗方法

慢性胃炎是长期以来困扰百姓身体健康的常见性、多发性疾病之一，俗话说得好："十人九胃"，"胃靠三分治，七分

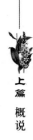

养"。可见，注重胃的保养是治疗胃病的关键之一，从中医学的角度来看，同为胃炎，治疗方法却大不相同，可分为肝郁气滞型、脾胃虚寒型、胃阴不足型、瘀血停滞型等。

1. 肝郁气滞型

佛手汤：佛手片 12g，瘦猪肉 50g，煮汤饮用。

金橘猪肚汤：金橘根 30g，洗净切碎；鲜猪肚 1 个，洗净切碎，加清水 1000ml，砂锅煲汤，文火炖至 350ml 左右，饮汤食肉。

2. 脾胃虚寒型

参米粥：选用党参 25g，洗净切碎，大米 50g，洗净，用铁锅炒至微黄，加清水 1000ml，砂锅慢炖至 350ml，分次食用。

3. 胃阴不足型

沙参玉竹汤：选用沙参 12g，玉竹 9g，怀山药 12g，枸杞 10g，野水鸭肉 150g，切片，放入砂锅内，煮汤饮用。

霍山石斛粉：选用上等霍山石斛研成粉末，以干燥的瓶装好待用，每次 1.5g，早晚各一次。

4. 瘀血停滞型

豆花鱼：赤小豆 500g，玫瑰花 15g，鲜活鲤鱼 1 条，将鲤鱼剖杀去内脏，将赤小豆、玫瑰花洗净放入，砂锅清水炖烂后，去掉玫瑰花，调味分次食用。

（三）可供日常饮食的食疗验方

①芸豆 500g，红枣 250g，红砂糖 150g，糖桂花适量。将芸豆以水泡发后，放在锅内加水适量，煮至烂，待冷却后包在洁净的布里揉搓成泥，备用；把红枣以水洗后除核，煮烂，趁

热加红砂糖 150g，糖桂花适量，拌压成泥冷却后备用；再把芸豆泥摊在案板上，用菜刀手抹成等厚的长片，上面再摊拌一层枣泥，纵向卷起，垂直方向切成"回"形卷块，即可食用。本方补脾益胃，适用于脾胃虚弱所致的慢性胃炎。

②粳米 100g，生姜 9g。将粳米用水浸泡后，用麻纸5~6层包好，烧成炭，研成细末，用生姜煎水，冲服粳米炭粉末6~9g，早晚各 1 次。服药后 1 周内以流食为主，忌吃生冷油腻等食物。本方补中和胃，适用于慢性胃炎。

③莲子、糯米各 50g，红糖 1 匙。将莲子开水泡胀，剥皮去心，入锅内加水煮 30 分钟后加粳米煮沸，慢火炖至米烂、莲子酥软，早餐服食。本方温胃祛寒，适用于虚寒所致的慢性胃炎。

④火腿肉 250g，姜、葱、花椒、食盐适量。将火腿肉洗净，切成薄片放碗中，加入姜、葱少许，水适量，置蒸笼上用旺火清蒸至熟烂。将花椒研碎，铁锅烧热后，放入花椒翻炒，再加入盐，继续翻炒至花椒香味四溢，盐粒散开即可。服用时，将火腿蘸椒盐，佐餐食用。本方温胃，理气。适用于中焦虚寒经常呃逆者，可辅治寒性胃痛。

二、慢性胃炎的运动疗法

慢性胃炎病人除了注意药物治疗外，还要注意不吃或少吃有刺激性的食物，戒除烟酒，同时配合运动疗法，这样可收到较为显著的疗效。

（一）散步

散步是一种适合中老年慢性胃炎患者的运动疗法。散步时，脏腑处于微微的颤动状态，配合有节奏的呼吸，可使腹部

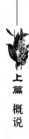

肌肉有节奏的前后收缩，横膈肌上下运动，对胃肠来说，这样可以起到一种有益的按摩作用，刺激消化液的分泌、促进胃肠的蠕动，从而收到提高胃肠消化功能的效果。

（二）一分钟治疗慢性胃炎方法

仰卧位，双膝关节稍屈至舒适位置，两手置于脐上，使小腹回收，同时用脚尖支撑，臀部稍抬起，然后放下臀部，腹部鼓起，如此做腹部一鼓一瘪的腹式呼吸活动，反复做 10 次。平躺于床上，双手置于枕后，双膝屈曲，同时向左侧倒，还原，再向右侧倒，反复做 10 次。该锻炼法特别适宜在清晨起床前进行，为适应人体由睡眠向清醒的过渡过程，练习时动作要缓慢。

（三）保健操

在室内时，以卧位及坐位运动为主；在室外时，以站位运动为主。体质较好的可锻炼全套运动。内脏下垂者禁止做跳跃性运动，而便秘者则需要做跳跃性运动。每日清晨坚持锻炼 1 次，持之以恒才有效果。

①取仰卧位，做躯干的自然转动，如两膝屈曲时左右摆动，肩背左右滚动。

②下床后在站位进行类似上述运动，并同时增加腹肌锻炼。

③胃酸过多或有其他功能亢进症状者，可增加相应的思维控制活动，或从事球类、器械运动，以提高神经的紧张度。

④运动中要配合腹式呼吸，以及脊椎两旁的按摩和可能的自我腹部按摩。

⑤在仰卧练习中，可用热水袋，再加 1 ~ 2kg 的沙袋置于上腹部，随着适应性提高，逐渐增加沙袋重量，用以止痛和锻炼腹肌，诱导意念集中。

注：本套方法应在饭前 1 小时至饭前 20 分钟进行。

（四）腹部按摩

仰卧，用右手的掌心在腹部按顺时针方向做绕圈按摩，也可从上腹部往下腹部缓缓按摩。每日进行 3 ~ 4 次，每次 5 分钟左右。腹部按摩可以促进胃、肠的蠕动，增加胃液的分泌，有利于食物的消化和吸收，同时可以减轻腹部胀痛。

（五）太极拳

太极拳可以促进腹腔的血液循环，改善胃部的营养状况，增加胃肠的蠕动，如果长期坚持打太极拳，可以促进慢性胃炎患者炎症逐渐消失，使胃肠功能逐渐恢复正常。

三、慢性胃炎的心理调养

慢性胃炎的发病机理较复杂，但精神心理因素是主要原因已为许多学者所共识。临床中许多患者发病诱因大多与情志有关，受家庭、社会及个人性格等因素影响。又由于疾病的特殊性，患者自身经常会有沉重的精神负担，担心疾病的恶变或怀疑病情的真实性，同时睡眠质量差、熬夜、睡眠不规律，也是影响因素之一。其机理可能是植物神经及内分泌系统失调，机体免疫力下降和胃黏膜下血流障碍，从而导致慢性胃炎的发生。因此，精神心理的调理是不可忽略的，应当在临床中受到足够的重视，临床医生也应在这方面加强学习。

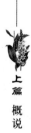

四、慢性胃炎的针刺疗法

（一）选穴

①膈俞、脾俞、上脘、建里、足三里。

②肝俞、胃俞、中脘、下脘、足三里。

火针及毫针取穴相同。配穴：脾胃虚弱加章门，肝胃不和加期门，胃阴不足加三阴交，胸闷、恶心加内关。

（二）针法

取坐或卧位，选穴并常规消毒。然后，以右手拇指、食指持细火针针柄，左手持酒精灯并将其靠近穴位。将针烧红至白亮，迅即刺入穴内（可根据部位、胖瘦定角度和深度，灵活采用直刺、斜刺和点刺法，深度约 0.5～1.0 寸），并即刻敏捷出针（进出针靠腕力控制，时间约半秒），随即用消毒干棉球按压针孔。两组主穴交替使用，背俞穴和相应类俞穴交替使用，其他穴两侧交替使用。毫针组采用常规针刺，施平补平泻法，留针 30 分钟，中间行针 2 次。畏寒者加烤神灯。两组均隔日 1 次，10 次者为 1 疗程，疗程间隔 10 天。第 4 个疗程前复查。

（三）说明

慢性萎缩性胃炎的发病与肝、脾、胃关系密切，故取肝俞、脾俞、胃俞以疏肝健脾和胃，取上、中、下脘健运脾胃，取膈俞活血化瘀，取足三里疏通胃气以消痞满，取三阴交资生化源、益胃阴，内关宽胸解郁，期门疏肝，章门健脾。诸穴共奏疏肝健脾、和胃化瘀之功。火针具有针与灸双重作用，既能调气和血，又能温通经络，具有良性双向调整作用，故可获效。

五、慢性胃炎的艾灸疗法

（一）艾灸及作用

艾灸产生于我国远古时代，因为它的作用机理和针疗有相近之处，并且与针疗有相辅相成的治疗作用，通常针、灸并用，故称为针灸。

我们通常认为针和灸是同一种疗法，其实并不是这样。针疗产生的只是物理作用，而艾灸是药物和物理的复合作用。而且两者治疗的范围也不一样，所谓"针所不为，灸之所宜"，指的就是其中的区别。

艾灸疗法能健身、防病、治病，在我国已有数千年历史。早在春秋战国时期，人们已经开始广泛使用艾灸法，如《庄子》中有"越人熏之以艾"，《孟子》中也有"七年之病求三年之艾"的记载。历代医学著作的相关内容更比比皆是。艾灸能激发、提高机体的免疫功能，增强机体的抗病能力。

1. 疗效神奇

艾灸疗法的适应范围十分广泛，在中国古代是主要治疗疾病的手段。用中医的话说，它有温阳补气、温经通络、消瘀散结、补中益气的作用。可以广泛用于内科、外科、妇科、儿科、五官科疾病，尤其对乳腺炎、前列腺炎、肩周炎、盆腔炎、颈椎病、糖尿病等有特效。

2. 养生保健

用灸法预防疾病，延年益寿，在我国已有数千年的历史。《黄帝内经》："大风汗出，灸意喜穴。"说的就是一种保健灸法。《庄子》记载圣人孔子"无病而自灸"，也是指用艾灸养生保健。日本人须藤作等做过的灸法抗癌研究，还表明艾灸可以使

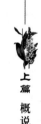

上篇 概说

81

皮肤组织中潜在的抗癌作用得到活化，起到治癌抗癌的作用。

而且，关于艾灸的起源更是神奇。据研究表明，灸的发明应是原始人用火时，某一部位的病痛受到火的烘烤而感到舒适后，便主动用火灼烤治疗更多的病痛。艾草古时候又叫冰台，古人在占卦之前，制冰取火，以艾为引，就在这种引天火的仪式氛围中，巫者把龟甲兆纹与人体的血脉进行模拟想象，思索中医的火论与气论，进而产生了艾灸这种神奇的治疗手段。

进入现代社会之后，由于艾灸在施治过程中，灼烤患者经穴，会在身体上留下施灸的疤痕，艾灸受到了冷落。

市场上有一些经过改进的现代化灸疗仪器出现，但大多数是以光电的方法为主，向纯物理疗法靠拢，与用艾作热源的灸法产生的药物和热源的复合作用完全不同，也和灸法的中医学原理格格不入，能起到的保健和治疗效果也十分有限。

近年来，随着人们对艾灸疗效独特性认识的加强，艾灸疗法重新得到了医学界重视，现代化研究的步伐也在加快。现代化的艾灸治疗仪应该是传统艾灸材料与光电仪器的结合，在现代新型热源的作用下（如红外线、磁疗）充分发挥艾的药物效用，并具有使用方便，操作简单，不会烧灼皮肤产生疤痕的特点。

（二）艾灸治疗慢性胃炎的方法

穴位：中脘穴（位于腹正中线脐上 4 寸处）、足三里穴。

方法：选准穴位后，点燃药用艾条，在中脘穴、一侧足三里穴上各悬灸 10 分钟，以皮肤潮红为度，胃痛可立即缓解。使用时要注意力集中，艾火与皮肤的距离，以受灸者能忍受的最大热度为佳，注意不可灼伤皮肤。

说明：艾灸足三里穴能使胃痉挛缓解，胃蠕动强者趋于减弱；同时，又能使胃蠕动弱者得到增强，不蠕动者开始蠕动。因此，除胃溃疡出血、穿孔等重证，应及时采取措施或外科治疗外，其他原因所致的胃痛均可应用艾灸疗法缓解症状，如急、慢性胃炎，胃、十二指肠溃疡病，胃神经官能症等。

六、慢性胃炎的预防

预防慢性胃炎最有效的方法是消除致病因素，平时要做到如下几方面：

（一）心情舒畅，劳逸结合

调查表明，家庭失睦、劳逸失调、情绪紧张、战争状态等等，都会造成大脑皮层与内脏功能的失调，从而形成慢性胃炎的发病基础，这与中医所说的"肝脾不和"、"肝胃不和"、"忧伤思虑则伤脾"是一致的。所以，精神调养是预防慢性胃炎不可忽视的重要方面。平日要保持乐观，心情开朗舒畅，充满克服困难的信心，注意劳逸结合，谨防精神抑郁。

（二）戒烟酒

统计表明，每日吸烟 20 支以上的人，有 40% 会得胃窦炎；每日吸烟 10 支的人，20%~30% 会得胃窦炎。酒对胃黏膜的危害也比较大，长期每日喝烈性酒 100~150 毫升的人，胃窦炎的发病率高达60%。因而戒除烟酒是十分必要的。

（三）积极治疗原发病

积极治疗容易引起慢性胃炎的一些疾病，特别是鼻腔、口腔、咽喉等部位的炎症，截断其向胃部的蔓延。

（四）合理用药

慎服对胃损害较大的药物，大约有 40% 的胃窦炎患者，是服用阿斯匹林、保泰松、强的松等药物引起的。所以服用这类药物宜谨慎，因病情需要服用时，要在饭后服，如有胃部不适，或者见到大便黑色（胃出血），应立即停用。素有胃病者，更宜注意。

胃酸缺乏的人，一方面平时慎用碳酸氢钠、氢氧化铝、氧化镁、硫糖铝等抗酸药物；另一方面，胃蛋白酶合剂、多酶片、胰酶、1%稀盐酸等增加胃酸的药物也不要轻易服用。要改变助消化药物都可以服用的观念，避免胃黏膜损害。

（五）饮食调养

1. 饮食宜忌

平时少吃对胃有刺激性的食物。如辛辣、生硬、过热、过冷、粗糙和不易消化的食物均应避免；讲究饮食方法，要细嚼慢咽，定时定量，不暴饮暴食。一般认为蛋清、牛奶、豆浆、浓米汤、烂稀饭、绿豆粥、山药粥有保护胃黏膜作用，宜经常食用。

2. 营养平衡

及时纠正蛋白质和维生素缺乏，多选择一些高蛋白食物和高维生素食物，如瘦肉类、禽蛋类、豆及豆制品类、水产类、蔬菜、水果、粗粮、肝等，可以防止黏膜病变。

（六）按摩健胃

在腹部任何一点缓缓用力向下点按，达到不能再按的深度，然后慢慢抬起。一个部位可点按 3~5 次，顺序由上而下，由左至右，逐渐移位。晨起和晚上各进行 1 次。但饱食后或有急性炎症、肿瘤、出血等情况时，不宜施行按摩预防法。

下 篇

百家验方

　　慢性胃炎的致病原因多种多样，病理机制也较为复杂，根据慢性胃炎的临床表现，结合中医学对慢性胃炎的认识，本书将慢性胃炎分为寒邪客胃、饮食伤胃、肝气郁滞、痰饮内停、寒湿内蕴、痰热内扰、湿热中阻、胃热炽盛、瘀血停胃、胃阴不足、脾胃气虚、脾胃阳虚、寒热错杂、邪郁少阳等 14 种类型。"百家验方"即是根据慢性胃炎 14 种不同类型的症状表现分类，具体内容则按验方的方源、组成、功效、验案、按语等分别加以阐述的，这样有利于读者对治疗慢性胃炎的百家验方有提纲挈领地综合、对比，辨别类方的异同。

寒邪客胃型

　　以胃痛暴作，得温则痛减，遇寒则痛增，恶寒喜暖，口和不渴，喜热饮，舌质淡，苔薄白，脉弦紧为主症。治以温中散寒，行气止痛。处方：丁香散、良附丸、香苏饮、吴茱萸汤。

丁香散

【方源】

宋·王怀隐《太平圣惠方》。

【组成】

丁香6g，柿蒂6g，甘草3g，高良姜3g。水煎服。

【功效】

温中祛寒，降逆止呃。

【验案】

姚某，男，41岁，农民。1997年7月10日初诊。患者因受凉、饮冷，呃逆频作已持续10天，寝食不安，十分痛苦，

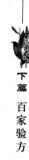

西医治疗数日无效，求治于杨幼新老。诊见舌质淡红，苔薄白腻，脉弦，此乃寒遏中阳，胃气不舒，治拟温中止呃，予加味丁香散：丁香2g，柿蒂10g，桂枝10g，吴茱萸2g，干姜3g，姜半夏10g，砂仁（后下）3g，陈皮10g，生甘草2g，5剂。

5天后复诊，述服前药2剂，呃逆即止。目前食欲尚未完全恢复。继拟香砂六君丸方5剂善后。

【按语】

本方是治疗呃逆的常用方，而呃逆又是慢性胃炎常见的症状。本例患者由于受凉、饮冷而出现呃逆频作，舌质淡红，苔薄白腻，脉弦，杨老辨其证属寒遏中阳，胃气不舒，故用丁香散温中祛寒，降逆止呃。方中丁香温中祛寒止呃，为君药；臣以柿蒂降逆止呃，干姜温中祛寒，杨老又酌加桂枝、吴茱萸增强温中祛寒、下气止呃的作用；配伍半夏降逆和胃，陈皮、砂仁理气和胃；加之甘草调和诸药。如此配伍，使中焦得温，气机得畅，寒散气降，故诸症得缓。但由于其食欲尚未恢复，故杨老继续为其调理脾胃，选用香砂六君丸方使脾胃升降气机正常，故诸症自除。

良附丸

【方源】

清·谢元庆《良方集腋》。

【组成】

高良姜9g，香附9g。水煎服。

【功用】

温中散寒，行气止痛。

【验案】

王某，男，27 岁。胃脘痛已 4 年有余，反复发作，苦楚难言。3 日前受寒，胃痛骤起，痛势较剧，泛吐酸水，痛甚恶心欲呕，喜暖喜按，舌暗、苔薄，脉弦。曾作钡餐造影：无异常改变。证属寒邪犯胃，胃阳被遏，胃失和降。拟温中散寒，宣通阳气。处方：高良姜10g，香附10g，苏梗10g，陈皮5g，佛手5g，香橼皮10g，炒川楝子10g，延胡索5g，煅瓦楞子10g，乌贼骨10g，马尾连5g。上方服 6 剂，胃痛即止。守方又进 6 剂，已不反酸，饮食如常，随访 4 个月，胃病未作。

【按语】

本例素有慢性胃炎（胃脘痛）病史，本次由感受寒邪引起，痛势剧烈，喜温按，辨证属寒邪犯胃实证。治用良附丸温中散寒止痛。若伴见泛吐酸水，恶心呕吐，属胃阳被遏所致胃失和降，故配伍苏梗、橘皮顺气和胃，香橼皮、佛手通气降逆，川楝子、延胡索、瓦楞子、乌贼骨疏肝行气止痛。诸药合用，温中散寒、行气和胃、通阳止痛，寒散气行，则胃脘痛消。

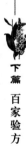

香苏饮

【方源】

宋《太平惠民和剂局方》。

【组成】

香附120g，紫苏120g，陈皮60g，炙甘草30g。上为粗末。每服三钱（9g），水一盏，煎七分，去滓，热服，不拘时候，日三服；若作细末，只服二钱（6g），入盐点服。现代用法：作汤剂，水煎服，用量按原方比例酌减。

【功用】

疏散风寒，理中和气。

【验案】

祝谌予医案：钱某，因天热燥渴，服冷食过多，遂致胃痛，呕吐，胸间胀闷，大便微溏，拟用止痛消炎，调和胃肠法。

处方：豆蔻壳一钱半，砂仁壳一钱半，半夏曲二钱，建神曲二钱，香附米二钱，藿梗一钱半，苏梗一钱半，姜厚朴一钱半，广皮炭三钱，炒黄连八分，炒吴茱萸二分，竹茹二钱，佩兰叶三钱，扁豆花二钱，扁豆衣二钱，焦鸡内金三钱，通草一钱半，炒枳壳一钱半，白檀香一钱，酒丹参四钱。

二诊：呕止，痛减，苔厚，胸闷，大便如常，食欲未振，积滞未消之证也。

处方：代代花一钱半，厚朴花一钱半，豆蔻壳一钱半，砂仁壳一钱半，半夏曲二钱，六神曲二钱，炒枳壳一钱半，炒麦芽三钱，炒谷芽三钱，焦鸡内金三钱，广皮炭三钱，炒山楂三钱，焦槟榔三钱，佩兰叶三钱，白杏仁二钱，野于术一钱，莱菔缨三钱，莱菔子（炒）一钱半。

【按语】

本例患者由于过食生冷，故出现胃痛，病为慢性胃炎，辨证属寒邪客胃，又因症见呕吐，胸间胀闷，大便微溏，认为是气郁湿滞之象，此为外有风寒，而内兼气滞，故祝老采用香苏饮加味，疏散风寒，温中理气。首剂以香苏饮为主方，方中苏梗开膊理散风寒，兼有芳香化浊理气的作用，故为君药；臣以香附理三焦之气，配苏梗，既能发汗解表，又可行气和血；陈皮理肺脾之气，化湿散滞，与香附配合，调和气血，助苏梗散风寒，调气滞；再酌加檀香、丹参、豆蔻壳、砂仁壳、厚朴、竹茹、吴茱萸、半夏、佩兰和胃止痛；焦鸡内金、建曲、枳壳消纳行气，除肠间胀满；扁豆花、扁豆衣吸收肠液，而防止下利；通草利水；诸药合用，标本兼治，故呕止痛减。复诊时由于其苔厚，胸闷，食欲未振，故认为其寒邪客胃症状消失，现以饮食积滞为主，故酌情修改上方，以四消饮为主方，消其食积，再加代代花、厚朴花、豆蔻壳、砂仁壳、佩兰芳香开胃；半夏曲、广皮炭、炒枳壳、焦鸡内金、杏仁除胸间闷胀；野白术助胃肠消化；莱菔樱、莱菔子通调腹气。诸药配合，使食积得消，腑气得通，胸闷必除，食欲自振。

吴茱萸汤

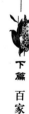

【方源】

汉·张仲景《伤寒论》。

【组成】

吴茱萸 9g，生姜 15g，人参 10g，大枣 5 枚。水煎服。

【功效】

温胃散寒，降逆止呕。

【验案】

某女，32 岁，主诉胃脘疼痛，多吐涎沫，心烦，舌质淡嫩，苔水滑，脉沉弦无力。初以为胃中有寒而心阳不足，投以桂枝甘草汤加木香、砂仁无效。再问其症，有烦躁夜甚，涌吐痰涎绵绵，且头额作痛，辨为肝胃虚寒夹饮。吴茱萸 9g，生姜 15g，党参 12g，大枣 12 枚。服 3 剂后，诸症皆消。

【按语】

本病例为刘渡舟教授的临床验案。《伤寒论》309 条："少阴病，吐利，手足逆冷，烦躁欲死者，吴茱萸汤主之。"病机为肝寒犯胃，浊阴上逆。肝寒犯胃则胃脘疼痛，胃寒饮停，则吐清稀涎沫，舌质淡嫩，苔水滑。烦躁欲死，即烦躁难忍，寒邪阻滞，阳气与阴寒交争，故使人烦躁，夜间阴气助寒气故交争更甚。治以吴茱萸汤温胃散寒，降逆止呕。吴茱萸为君药，入肝胃经，温肝暖胃；生姜温胃止呕；人参、大枣补虚。

饮食伤胃型

以胃痛，脘腹胀满，嗳腐吞酸，或吐不消化食物，吐食或矢气后痛减，不思饮食，或大便不爽，苔厚腻，脉滑为主症。治以消食导滞。处方：保和丸、枳实导滞丸、健脾丸、枳术丸、木香导滞丸、大安丸。

保和丸

【方源】

元《丹溪心法》。

【组成】

山楂 180g，神曲 60g，半夏、茯苓各 90g，陈皮、连翘、莱菔子各 30g。水泛为丸，每服 6～9g，温开水送下。亦可水煎服，用量按原方比例酌减。

【功用】

消积和胃。

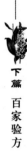

【验案】

患者李某，男性，42岁，个体经商，2003年12月28日初诊。患者主诉胃脘胀闷不舒2天。患者有"慢性胃炎"病史十余年，胃脘时有饱胀不适。两天前有暴饮暴食史，现伴胃脘隐痛，压之尤甚，口苦纳呆，嗳腐吞酸，大便日解2~3次，便溏量少臭秽难闻，舌苔厚腻，舌中黄苔脉滑。诊断：胃脘痛（饮食积滞型）。治则：消食导滞，和胃醒脾。方药：保和丸加味。炒山楂12g，六神曲12g，制半夏12g，茯苓12g，陈皮6g，连翘12g，炒莱菔子12g，广木香7g，砂仁（杵冲）5g，藿香10g，煨葛根15g，厚朴花8g，石菖蒲10g。用法：每日一剂，水煎2次，得汁400ml，分2次服，忌生冷、不易消化食物。服药3剂，胃脘胀满隐痛缓解，大便成形，但仍有脘痞，胃口不开，口苦口黏，舌苔白腻，脉滑。治以辛开苦降，导滞醒脾开胃。方拟香苏饮加味。紫苏梗10g，制附子10g，陈皮10g，生甘草3g，枳壳10g，佛手10g，生麦芽20g，干姜5g，黄芩8g，厚朴花8g，茯苓15g，炒苍术8g。服药10剂，纳食香，口中和，腻苔退而停药。

【按语】

胃司纳谷，脾主运化。患者素体脾胃不足，若加之饮食不节，则易致宿食停滞于胃，破坏了中焦脾胃阴阳、气血协调的生理功能，出现食积停滞之证，病属慢性胃炎。山楂善消肉积，神曲善消酒食陈腐之积，莱菔子善化面食之积，且兼有下气宽胀功效，三药合用，消积导滞作用尤甚；用芳香醒脾和胃利气的陈皮、广木香、砂仁，燥湿醒脾的半夏、厚朴花、石菖蒲，渗湿的茯苓，升阳止泻的煨葛根，共起消除痰湿气滞的作用；再少佐清脾胃积热的连翘，诸药合用共奏消积导滞，醒脾和胃之功。食滞已去，但脾胃呆滞，此时治在辛开苦降，恢复脾胃升降之功；和胃降浊，调畅脾胃气机；已恢复脾胃正常受纳与健运之功。

枳实导滞丸

【方源】

金·李杲《兰室秘藏》。

【组成】

枳实 15g，大黄 30g，黄芩 9g，黄连 9g，茯苓 9g，白术 9g，泽泻 6g，神曲 15g。共为细末，水泛为丸，每服 6～9g，温开水送下，每日 2 次。

【功用】

消导积滞，清热祛湿。

【验案】

谢元海，夏月常饮火酒，致善食易饥，半月后腹渐胀满，大便艰涩，食亦日减，医用刻削清火俱不效。左脉细数，右脉涩滞，此始为火助，胃强而善食。继为火灼胃液而艰运，则食滞而胀满，胀满则食减。今宜断食辛热，乘元气未离，祛其滞而回其液。日久则费调理也。用枳实导滞汤，去黄连、白术加葛根，一服大便通利而滞行，又用健脾理气，三日后，以小剂

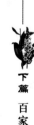

生脉，加葳蕤、煨葛根。半月愈。

【按语】

本例患者因夏月常饮火酒，开始善食易饥，半月后腹渐胀满，大便艰涩，食亦日减，此乃湿热食积阻滞胃肠所致的慢性胃炎。故治宜消积导滞，清热除湿。方用枳实导滞汤加减。方中用大黄为君，使积热从大便而下；枳实行气消积，除脘腹之胀满；仅佐一味黄芩清热燥湿；茯苓、泽泻淡渗利湿；神曲消食化滞，使食积消，脾胃和；又另加一味葛根，升发清阳，鼓动脾胃清阳之气上升而生津止渴。诸药合用，共奏消食导滞，清热除湿之功，故大便通，但仍滞涩不畅，故健脾理气，涩滞自除。后用生脉加葳蕤、煨葛根，生津养阴，止渴，从整体上调畅脾胃功能，标本兼治，故半月诸症除。

健脾丸

【方源】

明·王肯堂《证治准绳·类方》。

【组成】

炒白术 75g，木香、黄连、甘草各 22g，茯苓 60g，人参 45g，炒神曲、陈皮、砂仁、炒麦芽、山楂、山药、煨肉豆蔻各 30g。为细末，糊丸或水泛小丸，每服 6~9g，温开水送下，每日两次。

【功用】

补益脾胃，理气运滞。

【验案】

张羹梅医案：徐某，男，27 岁，主诉：上腹部痛伴柏油样大便，反复发作已两月。病史：1952 年起反复出现上腹部疼痛，反酸水，进食后缓解。长期服用解痉，止酸药。至今年 9 月右上腹疼痛剧烈，嗳气反酸，腹部胀闷，多次出现柏油样大便。我院胃肠钡剂检查，显示胃和十二指肠各发现一个壁龛，胃小弯在髂嵴线下 12cm。诊断：胃和十二指肠复合溃疡、胃下垂（重度）。中医辨证：脘胁疼痛，腹部胀痛，食后更甚，嗳气频作，大便色黑，苔白腻，肝气横逆，损伤脾胃，以致脾不统血。调理之法，应疏肝以理气，培脾以统血。处方：党参 12g，炙黄芪 12g，焦白术 9g，云茯苓 12g，炙甘草 3g，炒白芍 18g，姜半夏 9g，广陈皮 4.5g，广木香 4.5g，西砂仁（后下）3g，瓦楞子 30g，姜川连 1.2g，吴茱萸 3g。以上方加减。大便隐血由强阳性转为阴性。体重由 48kg 增加至 54kg。在住院期间共做三次胃肠钡剂复查。1 个月后复查，胃及十二指肠壁龛已愈合，胃小弯在髂嵴线下 12cm。2 个月后复查，胃小弯在髂嵴线下 8cm，上消化道未见器质性病变。3 个月后复查，胃小弯在髂嵴线下 4cm，好转后出院。

【按语】

本例患者由于平素脾胃虚弱，运化失司，导致气机不利，故易反复出现上腹部疼痛；脾胃功能低下，动力不足，食后易出现积滞不化，故食后更甚；气机不利，导致胃气上逆，故嗳

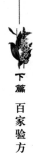

下篇 百家验方

97

气频作，而大便色黑，是由于肝气横逆，损伤脾胃，导致脾不统血所致。故选用健脾和胃运滞，疏肝理气，培脾统血的方法。方用健脾汤健脾祛湿、益气和胃、醒脾补脾、清热燥湿；再酌加黄芪补中益气；瓦楞子、吴茱萸制酸止痛。诸药合用，从根本上调节受损的脾胃功能，使脾气得升，胃气得降，肝气条达，脾统血功能恢复，故诸症俱除。

枳术丸

【方源】

汉·张仲景《金匮要略》。

【组成】

枳实30g，白术60g。共为细末，荷叶裹饭烧为丸。每服6～9g，每日2～3次。近代常用适量作汤剂，水煎服，并酌情加味。

【功用】

理气导滞，健脾和胃。

【验案】

何任医案：谢某，男，48岁，农民。1990年10月初诊。近年来，胸腹胀满，食后为甚，自觉心窝下按之有坚实感，时有肠鸣，大便或艰或稀。苔白，脉细涩。当地医院X线钡餐检查诊为浅表性胃炎，胃下垂。诊毕，何老认为脾胃虚弱，水饮痞结。盖心下胃也，胃气虚弱，升降乏力，运化失司，遂致水饮结于心下所致。病与《金匮要略·水气病脉证并治》中的"心下坚，大如盘，边如旋盘，水饮所作，枳术汤主之"方证相合。治宜行气消痞，健脾化饮，枳术汤主之，枳实15g，土炒白术20g。服药7剂，症状减轻。28剂后，病已十去其九。再予原方加补中益气丸30克（包煎），继服半个月而收全功。

【按语】

本例患者胸腹胀满，食后为甚，心下按之坚实，西医诊断"浅表性胃炎，胃下垂"。中医辨证属"胃脘痛"范畴。本证是由于脾胃虚弱失于运化，而致气滞不行，水饮内停，食滞不化，使水气食痞结于心下而成。治疗应行气散结，健脾利水。方用《金匮要略》载枳术丸，方中枳实苦辛气香，行气导滞，消痞除胀；白术苦温，益气健脾，燥湿和中。两药同用消补兼施，升降并用，共成健脾利水，行气散结之效。脾气旺盛，运化健运，水饮得去，结滞得散，则诸症得除。

木香导滞丸

【方源】

明·程玠《松崖医径》。

【组成】

大黄30g，制枳实15g，炒神曲15g，茯苓、黄芩、黄连、白术各 10g，木香、槟榔、泽泻各 6g。为细末，汤浸蒸饼为丸，梧桐子大，每服七十至八十丸，食远温开水送下，以利为度。

【功用】

行气导滞，清热祛湿。

【验案】

张某，女，58 岁。1985 年 10 月 18 日初诊。主诉：慢性胃病史已 18 年，1984 年 11 月在北医三院查胃镜示："十二指肠球部溃疡"、"慢性浅表性胃炎"。自 1985 年 9 月以来，胃中灼热，疼痛，胀满痞闷，食后亦甚，嗳气频作，嘈杂不适，纳物欠佳。诊查：舌净，脉沉小。辨证：属食滞伤中。治法：拟予消导运中。处方：法半夏 10g，厚朴 10g，陈皮 10g，苍术 10g，木香 10g，槟榔 10g，莱菔子 8g，枳壳 10g，焦六曲 12g，旋覆花 10g，生赭石 10g，生姜 6g，大枣 5 枚，炒山栀 10g。二诊：10 月 27 日，上方服药 8 剂，胃中灼热已止，疼痛、胀满、嗳气、嘈杂均缓，唯纳物仍未尽美。舌脉同前。拟上方去焦六曲，加焦三仙 30g，炒鸡内金 6g，续进 8 剂。三诊：11 月 3 日，上方药服后诸症悉除，唯纳物仍未正常，拟以香砂六君子丸常服。

【按语】

本例患者发病 2 个月余，虽病程较长，但其症状胃中灼热，疼痛，胀满痞闷，食后亦甚，均属实证的表现，而嘈杂、嗳气属食积之象，故治疗上应以行气导滞、清热祛湿为根本，方用木香导滞丸加减，食积消后，则用香砂六君子调和脾胃，增强脾胃运化功能，防止其复发。虽然常说"久病多虚"，但临证要根据辨证施以具体的方药。

大安丸

【方源】

元·朱丹溪《丹溪心法》。

【组成】

山楂60g，白术60g，炒神曲30g，半夏30g，茯苓30g，陈皮15g，莱菔子15g，连翘15g。为末，粥糊为丸，每服6～9g，温开水送下；或作汤剂，水煎服，用量按原比例酌减。

【功效】

健脾消食。

【验案】

陈某，男，34岁，干部。因与友人聚会，贪食暴饮，致脘痛胀满，呕吐腹泻，嗳气嘈杂，曾服藿香正气丸不减，嗳腐不断，有酸臭味，胃脘压痛，叩之若鼓声，舌苔白而厚，脉弦。用消食导滞，和胃止痛之剂。拟方：苍术10g，枳实8g，莱菔子10g，半夏8g，鸡内金10g，木香8g，甘草3g，炒白术10g，焦四仙15g，大枣2枚，生姜3片。4剂药后胃痛大减，呕吐腹泻基本消失，尚有呃逆。前方加柿蒂10g，砂仁10g，炒薏仁15g，鲜生姜5g，5剂而安。

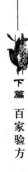

【按语】

《内经》曰："饮食自倍，肠胃乃伤。"本病案为伤食兼有脾虚之胃痛。治以健脾消食和胃之大安丸。焦四仙、莱菔子、鸡内金以消食化积通滞；食积易于阻气、生湿，木香、枳实以助行气除胀；半夏降逆止呕；苍术、白术健脾化湿；生姜、大枣调和脾胃。药证合拍，悉症尽除。

肝气郁滞型

　　临床表现为胃脘胀闷，攻撑作痛，脘痛连胁，嗳气频繁，善叹息，大便不畅，每因情志因素而痛作，苔多薄白，脉沉弦。治法疏肝解郁，理气和胃。处方：柴胡疏肝散、逍遥散、丹栀逍遥散、金铃子散、四逆散、越鞠丸、左金丸、戊己丸、四七汤、四磨汤、五磨饮子、六磨汤。

柴胡疏肝散

【方源】

明·张介宾《景岳全书》。

【组成】

柴胡 6g，陈皮 6g，芍药 5g，枳壳 5g，川芎 5g，香附 5g，炙甘草 3g。水煎服。

【功用】

疏肝行气，活血止痛。

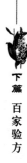

【验案】

张某，女，32 岁，2003 年 7 月 28 日初诊。病志号：03072836。胃脘胀痛数月，时轻时重，患者平素情绪波动较大，每因情绪变化胃痛加重。西医诊断为浅表性胃炎。现食后即胀痛，食欲减退，常吞酸呕吐，舌淡苔白，脉弦。治以疏肝行气，和胃止痛。处方：柴胡 15g，陈皮 15g，酒白芍 15g，枳壳 15g，川芎 15g，香附 20g，炙甘草 10g，郁金 15g，砂仁 10g，乌贼骨 15g，半夏 15g，7 剂。服 7 剂后，胃脘胀痛明显好转，后以原方加减又服 7 剂，诸症消失。

【按语】

本例患者属肝气犯胃之胃脘痛，因平素情志不遂，忧思气郁伤肝，肝失疏泄，横逆犯胃，致使气机阻滞，影响胃气通降，而导致胃脘痛，故治疗用柴胡疏肝散疏肝行气，和胃止痛。方中柴胡疏肝解郁，香附、川芎增强行气止痛之功；陈皮、枳壳理气行滞；芍药、甘草柔肝养血，缓急止痛。又症见呕吐吞酸，故加半夏、砂仁降逆和胃止呕；乌贼骨制酸止痛。诸药合用，症状得除。

逍遥散

【方源】

宋《太平惠民和剂局方》。

【组成】

甘草 15g，当归、茯苓、白芍、白术、柴胡各 30g。共为散，每服 6~9g，煨姜、薄荷少许，共煎汤温服，日 3 服。亦可作汤剂，水煎服，用量按原方比例酌减。亦有丸剂，每服 6~9g，日服 2 次。

【功用】

疏肝解郁，养血健脾。

【验案】

翟某，女性，48 岁。主诉：胃脘痛间歇性发作 9 年。1975 年发病，先后几次做钡透诊为慢性胃炎，服用胃舒平、服止宁、甲氰咪呱等时好时差，本次因劳累生气，胃脘痛复发，入院前查胃镜为十二指肠球部溃疡、慢性胃炎。入院症见：胃脘痛，纳差，嗳气，矢气后疼痛减轻，心烦、失眠，舌质淡红，边有齿印，苔薄白，脉沉弦。辅助检查：大便潜血阴性。中医病名：胃脘痛。西医诊断：①十二指肠球部溃疡；②慢性胃炎。治法：调和肝脾，理气止痛。处方：逍遥散出入：柴胡 10g，当归 15g，云茯苓 12g，炒白芍 12g，炒白术 15g，甘草 10g，栀子 6g，佛手 12g，炒内金 10g。服药 10 天，疼痛嗳气缓解，仍感心烦失眠，上方加炒枣仁、合欢皮，治疗一月，纳食增加，睡眠如常。胃镜复查：溃疡消失，仅为慢性胃炎、慢性十二指肠炎。

【按语】

本例患者因劳累生气，郁怒伤肝，肝失疏泄，郁而不达，影响脾胃升降功能，导致肝脾不舒，故出现胃脘痛发作；又因

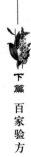

郁怒伤肝，肝木条达之性被制约，中焦气机受阻，肝郁日久可致心神失养，故出现心烦、失眠。治疗上以疏肝解郁理气、健脾益气和胃为主，辅以清心泻火、养心安神，故用逍遥散加减。方中柴胡疏肝解郁，使肝气得以条达；白芍味酸苦微寒，能养血敛阴，柔肝缓急止痛；当归甘辛微温，养血和血，又可理气；归、芍与柴胡配合还可补肝体而助肝用，使血和肝和，血充肝柔；白术、茯苓、甘草益气健脾，使营血生化有源；薄荷疏散郁遏之气，透达肝经之热；又因患者心烦、失眠，故酌加栀子、佛手清宣郁热，疏散肝气；诸药配合，使肝脾条达，气机调和，诸症缓解。

丹栀逍遥散

【方源】

宋·陈自明《校注妇人良方》。

【组成】

炙甘草 3g，炒当归 6g，芍药（酒炒）6g，茯苓 6g，炒白术 6g，柴胡 6g，牡丹皮 3g，炒栀子 3g。水煎服。

【功用】

疏肝解郁，清热除烦。

【验案】

陈某，女，35 岁，工人。初诊：1985 年 9 月 14 日初诊。

病史及辨证：患者上腹部隐痛不适、嗳气已四年，头昏头痛，失眠多梦已五年，伴口苦纳呆，脾气大，怒火暴发时则砸烂家具还难息其怒。月经周期提前 8～9 日，经期 7 天，量中等，色暗质稠，经前乳房胀痛、腰痛，白带一般。曾先后在外院及我院检查诊断为：①慢性浅表性胃炎（轻度）；②神经衰弱；③慢性胆囊炎；④子宫肌瘤。经多方治疗，疗效不满意，于 1985 年 9 月 14 日邀余诊治。现症如上述，察其脸色萎黄，面容愁苦，舌红，舌边缘见齿痕，苔薄黄，脉弦细。综合症脉分析，此为情志不畅，肝气郁结，肝郁热蕴，脾失健运。治则与方药：治拟以疏肝解郁，清泄肝胆，健脾养血。方用丹栀逍遥散加味：柴胡 10g，当归 10g，白芍 10g，茯苓 10g，丹皮 10g，栀子 10g，白术 10g，枣仁 10g，太子参 15g，薄荷 3g，甘草 5g。每日 1 剂水煎服。复诊：上方服后，诸症好转，原方随症加减 1～2 味，共进 30 余剂，诸症悉除，精神体力增强，神采奕奕，心情畅悦，体重增加 2kg。由于某些原因，未能对子宫肌瘤及月经周期继续观察。

【按语】

本例患者的临床症状较多，病程较长，但从中医辨证论治角度来看，其病机皆由情志不畅，肝木不能条达，肝体失于濡养，以致肝郁血虚；肝病易传于脾，故证属肝郁血虚脾弱。治以丹栀逍遥散疏肝解郁，清热除烦，配伍大枣、太子参，加强补益气血，清热养阴的作用。诸药合用，使肝郁得疏，血虚得养，脾弱得复，气血兼顾，脾胃同调，诸症缓解。

金铃子散

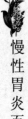
【方源】

宋《太平圣惠方》。

【组成】

金铃子30g，延胡索30g，为末，每服6～9g，酒或温开水送下；亦可作汤剂，水煎服，用量按原方比例酌减。

【功用】

疏肝泻热，理气止痛。

【验案】

刘某，女，43岁。胃痛5年，多发于春秋两季，经胃镜查为浅表性胃炎。近半月疼痛复发，呈闷痛，伴嘈杂，嗳气，反酸，口干苦，胁微胀痛，性急，食纳一般，便干，1日2次，苔黄，脉弦。诊为肝胃郁热证。给予左金丸合金铃子散加味：马尾连10g，栀子10g，吴茱萸3g，川楝子10g，元胡10g，枳壳10g，陈皮10g，旋覆花10g，代赭石10g。半月后胃痛全止，唯口干苦，便秘未除，继服前方4剂，诸症皆平。

【按语】

本例患者胃痛病史较长，根据临床症状，此证应由肝郁气滞，气郁化火所致。肝藏血，喜条达，主疏泄，肝郁气滞则疏泄失常，血行不畅，故见胃脘胸胁疼痛，情绪急躁等症；气郁化火则故口干苦，苔黄，脉弦；肝病及脾，则现纳食一般，便干。治宜疏肝气，散郁火，调脾胃。方用左金丸辛燥开其肝郁，散郁火；金铃子散疏肝泄热，活血止痛；加栀子清泄郁热；枳壳行气宽中除胀；陈皮理气健脾；旋覆花、代赭石降逆和胃；诸药合用，使疼痛得除，郁火得消，症状自然缓解。

四逆散

【方源】

汉·张仲景《伤寒论》。

【组成】

炙甘草6g，枳实（破，水渍，炙干）6g，柴胡6g，芍药9g。上四味，各十分，捣筛，白饮和服方寸匕，日三服。现代用法：做汤剂，水煎两次温服。

【功用】

疏肝理气，和营解郁。

【验案】

赵某，女，32岁，农民。初诊：1979年2月15日。病史及辨证：患者上腹部阵阵剧痛，呕吐，吐出几条蛔虫，在当地作蛔虫病治未效又作胃痛治亦未愈（西药）病已半月，故转来长沙诊治，暂住湖南中医学院一个亲戚家里，由患者亲戚梁某来邀余诊治。刻下患者上腹部疼痛阵阵加剧，放射至背部，呕吐物为液体，不食，口苦，大便溏泻，精神极其疲乏，痛苦重病容，形体消瘦，畏寒不发热，肢末冷，舌苔腻，脉细弱。血常规检查正常。此系寒邪伤胃，脾胃升降失常，肝脾失调，阳气被郁所致。治则与方药：治拟疏肝解郁，升阳透热，温中散寒。方用四逆散合吴茱萸汤加味。处方：柴胡 10g，白芍 10g，枳实 10g，吴茱萸 6g，法半夏 10g，党参 15g，高良姜 6g，藿香 8g，甘草 4g，生姜 10g，大枣 10g。每日 1 剂水煎服。

复诊：1979 年 2 月 17 日上药进服 2 剂后，即感舒服，想吃东西，脘腹痛止，呕逆除，精神恢复，有说有笑，舌苔淡白，脉弦缓。方药中肯，立竿见影，续进原方。1979 年 2 月 20 日，服上药 2 剂后，诸症均除，唯头稍痛，上腹微胀感，舌苔薄白，脉细缓。准备回家，给予处方带去。处方：党参 15g，白术 10g，茯苓 10g，法半夏 10g，陈皮 6g，炙甘草 6g，广木香 6g，砂仁 6g，川芎 6g，白芷 10g。

【按语】

本例患者脘腹疼痛，呕逆，便溏，为寒邪伤胃，脾胃虚寒，脾胃升降失常，肝脾失调，进而出现畏寒不发热，肢末冷，口苦等阳气被郁的症状。故用四逆散透邪解郁，调理肝脾，使肝胃调和，升清降浊，气机畅利；合吴茱萸汤温中散寒，降逆止痛；加法半夏降逆止呕；加藿香化浊理气。诸药配合，使寒邪得散，阳郁得解，故病乃痊愈。

越鞠丸

【方源】

元·朱丹溪《丹溪心法》。

【组成】

苍术、香附、川芎、神曲、栀子各 6～10g。水丸，每服6～9g，温开水送服。亦可按参考用量比例作汤剂煎服。

【功用】

行气解郁。

【验案】

陈某，女，47岁。因其父卒然病逝，悲恸不能自拔，渐觉胸中满闷，时发叹息，饮食不化，时有吞酸，腹中胀满，矢气则减，头目眩晕，神情恍惚。观其表情默默，舌苔薄白，六脉皆沉。辨证为情志不舒，肝胆气郁，枢机不利所致，刘老用小柴胡汤与越鞠丸接轨之法，调气解郁，疏利肝胆。柴胡16g，黄芩10g，半夏14g，党参6g，炙甘草6g，生姜10g，大枣12枚，川芎10g，香附10g，栀子10g，苍术6g，神曲10g。服药6剂，心胸畅快，胃和能食，诸症若失，继用加味逍遥散疏肝理脾，调和气血而愈。

【按语】

本例患者发病为忧思过度所引起，气机郁滞，而见肝失条

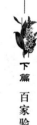

111

达，故见胸腹满闷，时发叹息，此为气郁证；气郁化火则时有吞酸，此为火郁证；肝气郁滞，肝病及脾病，脾胃气滞，运化失司，升降失常，聚湿生痰，或出现饮食不化，为食郁证；或出现痰蒙清窍，头目眩晕，则为痰郁证。故治疗上疏肝行气解郁，小柴胡汤与越鞠丸结合，利用经方小柴胡汤疏利气机之郁滞，使肝气郁滞得散，时方越鞠丸行气解郁，使得气机通畅，气行则痰、火、湿、食诸郁自解，诸症自除。

左金丸

【方源】

元·朱丹溪《丹溪心法》。

【组成】

黄连180g，吴茱萸30g。共为末，水泛为丸，每服2~3克，开水吞服。亦可作汤剂，用量按原方比例酌减。

【功用】

清泻肝火，降逆止呕。

【验案】

杜昌华医案：王某，男，36岁，1985年2月18日初诊。一月来胃脘胀满，攻撑作痛，连及两胁，嗳气，恶心，吞酸，肠鸣，心烦易怒，口苦而干，舌红苔黄，脉弦数。西医诊断为胃肠神经官能症，服西药效果不显。证属肝郁化火犯胃，治肝可以安胃，改予左金丸清肝和胃，每次 1.5g，每日 2 次，吞服后胃脘胀满及攻撑作痛均已消失，嗳气、恶心、吞酸缓和，肠鸣减轻。

【按语】

中医认为，正常的脾胃功能与肝气疏泄有关，本例病人为肝胃同病，因肝胃不和，肝火犯胃，近而出现胃脘胀满，攻撑作痛，连及两胁，吞酸，心烦易怒，口苦而干，舌红苔黄，脉弦数等症状，辨证属肝火犯胃证，故用以左金丸，清肝解郁，制酸止痛，和胃益脾，故症状缓解。虽然古有"丸以缓之"之说，实践证明不少危急病例应用丸剂也是十分适宜的。因此，正确运用各种中药制剂，同样也会取得满意的疗效。此外左金丸作为临床常用的制酸止痛的方剂，在治疗慢性胃炎时应用较广，多可用做对药，针对具体症状进行加减运用。

戊己丸

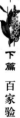

【方源】

宋《太平惠民和剂局方》。

【组成】

黄连、炒吴茱萸、白芍各 10g。共研细末，水泛为丸，每服 3～5 克。亦可用作汤剂，水煎服，用量按原方比例酌减。

【功用】

清热化湿，疏肝和脾。

【验案】

凌某，男，51岁，南京市蔬菜公司发酵厂会计。

初诊1976年8月11日：据述1975年春节前突然胃痛，开始时饥饿作痛，得食缓解。二三个月后，虽纳谷亦不能缓痛，并且谷入作胀，隐痛不止，时嗳气，不反酸，但进食黏食、甜食，即有醋心。（怀疑有器质性病变。曾检查：大便隐血试验，阴性。作X线摄片，诊为胃窦炎。又作纤维内窥镜检查，诊为胃部浅表性炎症）

目前胃痛仍频，以剑突下偏左为甚，其痛虽不甚剧，但隐痛不辍，不喜按；时嗳气，得嗳气略松；纳谷日少，谷入腹，左作梗，不易顺下；大便尚可，但常夹有不消化食物；口苦，以晨晚明显；脉细，按之弦，舌质稍淡，苔腻满布（此时为湿阻气滞现象）。病员有些紧张，因其父辈有患此病去世的，是否会传及自己？分析证候，属于木郁土中，湿阻气滞，尚未多见病情，可以不必过虑。治拟疏肝和胃，理气化湿法。方从柴胡疏肝饮合戊己丸出入。同时加以劝解开导。

柴胡5g，苏梗10g，青皮5g，陈皮10g，制香附10g，姜半夏10g，茯苓10g，佩兰10g，厚朴花5g，姜川连3g，炒白芍10g。（5帖）

二诊9月10日：服上药较舒适，心情亦觉平和，自己连续服了25帖。胃痛几平，食入作梗感亦除；口苦减，饮食增加；但受凉后容易大便溏泻，次数亦增多，而苔腻已化薄，舌已露边，脉细濡。据症分析，此乃气滞已解，而脾阳虚候又接踵而至，为实转虚之象，盖由痛久伤气，与脾胃薄弱有关。治宜顾本。前方去青皮、香附、半夏，避其辛香苦燥；加炮姜

7g，炒山药10g，温脾益气。10帖。

三诊9月22日：胃痛全平，大便正常，纳谷餐香，但不能多食；口中觉干，饮喜甘润；舌苔薄净，脉细略数。病久正虚，气阴均感不足，又当药随病转，阴阳兼调，巩固疗效。上方再去厚朴花；加党参10g，川石斛15g。10帖。

药后诸症悉除，精神爽快，眠食均佳，甚感欣慰。观察3年，虽遇严寒，胃痛从无反复（1977年5月6日胃镜检查，示胃窦黏膜皱襞有陈旧性出血点，同于前年。未见充血、水肿、糜烂面和红白相间现象），恢复很好。

【按语】

胃脘痛肝胃两病型，初期多见气火有余，因为肝郁则气逆，气郁又易化火。同时，胃失和降，则饮食不化精微，反易生湿郁热。本病例就反映了这种病理变化。故治宜疏肝和胃，理气化湿。方用柴胡疏肝散合戊己丸加减。但病情每每有两种传变：一是脾胃薄弱，一旦气滞解除，气虚又接踵而至，此时药应随证变，及时予以温脾益气，亦即由治标转向固本；二是多用辛香苦燥之药，产生副作用，或痛久入络，又容易伤及脾胃之阴，出现阴津受伤见症。故又当及时顾阴，配伍甘润之品，如"甘守津还"一法，每见效机；力避阴凝重浊之药，防止阻碍脾胃的升运功能。这些都是肝胃病常见的证候，及其始末变化，临床应有预见性和全盘考虑，故患者3年症状未反复。

四七汤

【方源】

宋《太平惠民和剂局方》。

【组成】

制半夏12g，茯苓12g，厚朴9g，紫苏叶6g。为粗末，每服四钱（12g），加生姜7片，大枣1枚，水煎服。

【功用】

行气散结，化痰降逆。

【验案】

张某，女，30岁，面白体胖，胃气素馁。1972年初秋，自感胃脘不舒，时或隐痛。钡餐造影，诊断为轻度胃下垂。察其舌苔白腻，脉象濡缓，胸痞身困，神气呆滞，知为湿浊滞留。予半夏厚朴汤加木香、槟榔以芳香利气，驱浊导湿。4剂即痛去神旺，胸腹豁然，嗣于原方稍加防风以胜湿，再加泽泻以利窍，祛湿化浊于流气展布之中。服至旬余而瘳，再诊钡餐，下垂消失。

【按语】

本例患者为湿浊内阻，脾不升清，而致胃体下垂，故用四七汤健脾理气，燥湿驱浊。方中半夏、厚朴健脾理气燥湿，茯苓健脾渗湿，苏叶理气，酌加木香、槟榔芳香利气、驱浊导湿，诸药合用使气机畅，湿浊祛，脾气健运，清阳得升，故下陷自除。

四磨汤

【方源】

宋·严用和《济生方》。

【组成】

人参，槟榔，沉香，天台乌药等分（各3克）。四药磨浓汁后和水煎三四沸，温服；或作汤剂，水煎服，各药按原比例酌增，早晚各一。

【功效】

行气降逆，宽胸散结。

【验案】

某男，39岁，教师。罹患胃脘疼痛反复发作已3年之久。自感胃部胀痛满闷，按之则舒，攻冲季胁，嗳气频作，纳呆，舌质正常，苔薄白，脉沉弦。经钡餐造影诊断为"浅表性胃炎"，证属肝疏失调，横犯中州。拟降逆解郁，益举中气。处方：乌药、沉香另冲，炒槟榔、党参、枳壳各10g，炒赤芍、软柴胡各6g，4剂水煎日服2次。药后痛胀略减，冲气已平，嗳气仍作，继以原方减槟榔、柴胡消导升疏之品，加半夏降逆醒脾，连进4剂，诸症均减。再加益气健脾之品以善后，年过2载，未再复发。

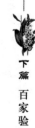

《四磨汤的临床应用经验》 ［李生安．新中医，1983，(7)：11］。

【按语】

此方原为严用和治疗"七情伤感，上气喘息，妨闷不食"所拟。此案系肝郁气滞以致土衰木旺，升降失序，使气血交阻，郁而上逆，肝郁气滞为本，胃失和降为标，故予以行气降逆之四磨汤，并将人参易为党参以发挥其健脾之力，枳壳、柴胡以助行气疏肝，气滞往往导致血瘀，佐少许赤芍以活血化瘀。

五磨饮子

【方源】

明·王三才《医便》。

【组成】

槟榔，沉香，乌药，枳实，木香等分（各3克）。用白酒磨汁服；或作汤剂，水煎服，药量按原比例酌增，早晚各一。

【功效】

行气降逆。

【验案】

张某，女，30岁。1985年3月9日诊：患者闭经已三月余，近三天来突然脘腹胀大，得矢气、嗳气则略舒。患者文盲无知，自以为得癌症，顾虑更重，而致腹大胀满更甚，难系裤子，欲嗳气而不得，诊得左关脉弦，舌苔薄黄，见其沉默寡言，心事重重，此乃气郁也。治宜五磨饮子加减以破气开郁。方用：广木香6克，槟榔9克，枳实6克，天台乌药9克，沉香（后下）3克，香附9克，郁金9克，青皮6克。患者仅服本方3剂，矢气频转，腹大遂消，而且月经来潮。获效之迅速，出于意料之外。

【按语】

此案例为肝木横逆，为犯胃土。方用行气降逆之五磨饮子，乌药疏肝解郁，槟榔、沉香降气除逆，枳实合木香以宽中除胀，加柴胡、香附、青皮以助疏肝理气，气滞常伴有血瘀，用郁金以行气解郁、活血止痛。故药证合拍，悉症毕除。

六磨汤

【方源】

元·危亦林《世医得效方》。

【组成】

槟榔9g，沉香3g，天台乌药9g，枳壳12g，木香9g，大黄（后下）9g。水煎服，早晚各一。

【功效】

顺气行滞，通腑开闭。

【验案】

牛某，男，50岁。患高血压病5年，近月呃逆频作，呃声洪亮，甚或逆出食物痰涎，头晕耳鸣，心烦，胁胀背强，口苦咽干，大便干结。舌质红，苔白厚而燥，脉弦。多项检查无胃肠、腹膜、纵膈及食道疾患。证属肝郁化火，逆气不降，给五磨饮子加味，处方：木香、槟榔、乌药、大黄（后下）各10g，枳实12g，沉香6g，吴茱萸3g，代赭石30g。二诊：服3剂后呃逆即除，后以天麻钩藤饮化裁善后。

《五磨饮子应用举隅》 ［公方升，王立芹. 四川中医，1992，(12)：20]。

【按语】

此案例为肝郁化火以致气逆于上，呃逆不止的实证。当以顺气行滞，通腑开闭之六磨汤。木香、槟榔、乌药、枳实疏肝行气，沉香、吴茱萸、代赭石降上逆之气，大黄通腑开闭以助降气。故药证合拍，悉症毕除。

痰饮内停型

临床表现为胃脘痞闷，隐隐作痛，嗳气频发，呕吐清涎，面色萎黄，纳呆，困倦乏力，肢体困重，舌淡胖，边有齿痕，苔白厚腻，脉濡。治法：理气祛痰，健脾化湿。处方：旋覆代赭汤、二陈汤、大陷胸汤、大陷胸丸、茯苓丸、胃苓汤、小半夏加茯苓汤、茯苓甘草汤、苓桂术甘汤、大半夏汤、五苓散、柴平汤。

旋覆代赭汤

【方源】

汉·张仲景《伤寒论》。

【组成】

旋覆花 9g，人参 6g，生姜 10g，代赭石 9g，甘草（炙）6g，半夏（洗）9g，大枣 4 枚。水煎服。

【功效】

降逆化痰，益气和胃。

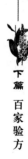

【验案】

喻嘉言医案：治一人格气，粒食不入，始吐清水，次吐绿水，次吐黑水，次吐臭水，呼吸将绝。一昼夜，先服理中汤六剂，不令其绝，来早转方，一剂而安。《金匮要略》云："噫气不除者，旋覆代赭汤主之。"吾于此病分别用之者有二道：一者以黑水为胃底之水，次水且出，则胃之津久已不存，不敢予半夏以燥其胃也；一者以将绝之气，止存一丝，以代赭石坠之，恐其立断，必先以理中分理阴阳，使气易于降下，然后以代赭得以建奇奏绩，乃用旋覆花一味煎汤调代赭末二匙与之，才入口即觉气转入丹田矣。困倦之极，服补药20剂，将息两月而愈。

【按语】

治病之道，须明标本缓急。本案因胃虚之极而见呕吐反胃，故先予理中汤固其中气，待中气建立，再予旋覆代赭汤以降胃逆。前后两方，次第井然，丝丝入扣，终令危笃之疾得奏其验。历代医家认为代赭石重坠恐其伤胃，本验案中将旋覆代赭汤分拆为理中汤和旋覆花、代赭石使用，并去半夏，为灵活运用之经典，为临床运用经方以启示。据报道，用本方加减治疗食道癌、胃癌而见上述诸症者有良效。

二陈汤

【方源】

宋《太平惠民和剂局方》。

【组成】

半夏、橘红各 15g，白茯苓 9g，炙甘草 5g，生姜 3g，乌梅一个。水煎服。

【功效】

燥湿和胃，理气和中。

【验案】

吴某，男，43 岁，1994 年 4 月 20 日就诊。患者吞酸，嘈杂 3 天。3 天前因饮食不节而出现吞酸、嘈杂，上腹灼烤感，隐隐作痛，曾服中成药疗效不佳。患有胃痛史约 5 年，3 个月前作胃镜检查诊为"浅表性胃炎"。舌淡、苔腻略黄，脉弦滑。综观脉症，属痰热郁结胃中。治当理气清胃化痰，二陈汤加味。处方：半夏 12g，陈皮、厚朴各 15g，茯苓、白芍各 20g，甘草 6g，黄连 10g，煅瓦楞子 30g。服药 2 剂吞酸止，上腹痛止，唯觉胃脘灼热，上方去白芍继服 3 剂后症状消失，改香砂六君子丸内服，以固其效。

《二陈汤治验 3 则》[杨传华，聂吉光，郭伟星．新中医，1997，(5)：15]。

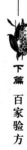

【按语】

吞酸、嘈杂与胃酸分泌过多有关，胃酸过多的症状多表现为胃脘疼痛、上腹灼热、吞酸嘈杂等。这些均与"痰浊中阻"、"胃中郁热"有关。所谓"二陈"，即陈皮、半夏，用其陈久者，目的在于避免过燥之弊，二陈汤多用于湿痰咳嗽、胸膈胀满、恶心呕吐、或头眩心悸、舌白润之证。本例中二陈汤伍黄连燥湿运脾，清热和胃，正切病机，故收较好疗效。

临床运用此方加减治疗肥厚性胃炎，反流性食管炎，反流性胃炎以及溃疡病等均可收到满意疗效。

大陷胸汤

【方源】

汉·张仲景《伤寒论》。

【组成】

大黄（去皮）18g，芒硝25g，甘遂1g。水煎，溶芒硝，冲甘遂末服。

【功效】

泻热逐水。

【验案】

胡某，男，42岁，工人。2005年5月6日初诊。有5年之久的慢性胃炎病史，平时无明显症状，偶有急性发作，或痛或胀，每以西药控制。5天前与朋友在一起饮酒，第二天就出现胃脘灼痛，急到临近诊所，服用西药3天，但未能制止疼痛，且疼痛愈来愈重，向下腹部蔓延。现症：胃脘、脐周及少腹皆硬痛，拒按，已4天未大便，舌红，苔黄厚，脉沉弦有力。诊为腹痛（慢性胃炎急性发作），辨为大结胸证。治宜峻剂泻热逐痰通便。用大陷胸汤，吸取北京海淀区医院外科急腹症小组用药经验，改为散，即"321峻剂"：甘遂0.9g，大黄0.6g，芒硝

0.3g。三药混合，空腹开水冲服。仅服一次，约 2 小时左右开始排便，其中痰涎、燥屎先后排出，腹部顿舒，从胃脘至少腹硬痛症状全部消失。改拟六君子汤加减以善后调理。

【按语】

本例原有慢性胃炎，此次发作因饮酒、恣食肥腻，以致生热蕴痰，胃中痰热结聚，且热邪又与肠中燥屎相搏结，形成了从胃脘至少腹的硬痛拒按，即大结胸证。《伤寒论》137 条载："太阳病，重发汗而复下之，不大便五六日，舌上燥而渴，日晡小有潮热，从心下至少腹硬满而痛，不可近者，大陷胸汤主之。"患者的大结胸证虽非太阳病汗下之后形成，但其证型与临床表现是与本条相符的，故投大陷胸汤而获显效。大陷胸汤即调胃承气汤去甘草加甘遂，甘遂攻痰饮、通结聚，大黄苦寒以泻里热，与芒硝之咸寒配合以攻肠中燥屎。

大陷胸丸

【方源】

汉·张仲景《伤寒论》。

【组成】

大黄 250g，葶苈子（熬）175g，芒硝 175g，桃仁（去皮尖，熬黑）175g。每服 5～10g，温开水送服。

【功效】

泻热逐水。

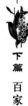

【验案】

刘渡舟医案：天津罗某，素有茶癖，每日把壶长饮，习以为常。身体硕胖，面目光亮，每以身健而自豪。冬季感受风寒后，自服青宁丸与救苦丹，病不效而胸中硬疼，呼吸不利，项背拘急，俯仰为难。经人介绍乃请余诊。其脉弦而有力，舌苔白厚而腻。辨为伏饮踞于胸膈，而风寒之邪又化热入里，热与水结于上，乃大陷胸丸证。为疏：大黄 6g，葶苈子、杏仁各 9g，水二碗、蜜半碗、煎成多半碗，后下甘遂末 1g。服 1 剂，大便泻下两次，而胸中顿爽。又服 1 剂，泻下 4 次，从此病告愈，而饮茶亦淡。

【按语】

本案结胸证已具，非峻药不能攻逐于下。唯部位偏高，宜峻药缓攻，故用大陷胸丸并重用白蜜半碗，取其甘遂之性，使药力留恋于上焦，不致有下之过急而伤正留邪之弊。本例胸中硬疼，为水热互结，属大陷胸证。刘老将丸剂改为汤剂取其收效迅速，医家多认为丸以缓之，笔者参阅资料，偶见丸剂也有收效迅速的，可作参考。

茯苓丸

【方源】

宋·王贶《全生指迷方》。

【组成】

茯苓6g，枳壳麸炒去瓤3g，半夏9g，风化朴硝3g，为末，姜汁糊丸，每服6 g，姜汤或温开水送下。

【功效】

燥湿行气，软坚化痰。

【验案】

某女，38 岁。自诉夜不能寐半月余，服西药安定等罔效，近日加重，一夜只睡2～3 小时，症见口干口苦，五心烦热，溲赤便干，胸腹满闷，不能进食，食入即吐。患者形体丰腴，语声高亢，舌质红，苔黄腻，脉滑数。先用清化痰热之温胆汤，服后不效，改为茯苓丸加减：茯苓15g，枳壳12g，半夏9g，芒硝9g，竹茹12g，黄芩12g，石菖蒲12g，炒枣仁12g，泽泻9g，生姜3 片。进2 剂后，睡眠较前好转（一夜可睡4～5小时），效不更方，继进3 剂而愈。

《指迷茯苓丸的临床运用体会》 ［戴振生．河北中医，1984，（4）：47]。

【按语】

此为戴振生验案，患者素体丰腴，多痰多饮，停于胸膈中脘，久而化热，痰热积于中脘，上扰心神，故不能眠。服温胆汤不效者，病重药轻故也。取茯苓、半夏祛中脘之痰；用黄芩、竹茹清化痰热；尤以芒硝散结化痰，泻火通便，使药力大增；石菖蒲开心窍，炒枣仁养心安神。邪去正安，气道畅通，心神得安矣。

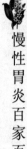

胃苓汤

【方源】

元·朱丹溪《丹溪心法》。

【组成】

五苓散 3g，平胃散 3g。姜、枣煎，空心服。

【功效】

祛湿和胃。

【验案】

周某，女，67 岁。初诊：1993 年 2 月 16 日。主诉：胃脘及下腹窜痛 1 月余。现病史：患者于 1 个月前始胃脘部胀痛，堵闷不舒，窜及下腹部胀痛不适，纳食尚可，无吞酸、嘈杂，无胃脘灼烤感，口黏不爽，小便多，无尿急、尿频、尿痛，双小腿沉重、酸困乏力，舌苔白厚，舌质暗红，左脉弦，右脉滑略弦。既往史：高血压病史 3 年，平素血压 21.3/12.7kPa（160/95mmHg）左右，曾高达 24/14.7kPa（180/110mmHg），间断服用降压药治疗。否认肝炎、结核病史，否认肾炎病史，否认药物过敏史。个人史：月经 16～50，孕 2 胎，足月顺产 1 子 1 女，均健康。查体：舌苔白厚，舌质暗红，左弦，右滑略弦。诊断：中医为胃脘痛；西医为胃痛（原因待查）。辨证：中运不健，湿浊内停，升降失司，土壅不郁，发为胃脘痛、腹痛之证。治法：健脾化湿，宽中和胃，佐以理气益肾。处方：制香附 12g，厚朴 12g，苏梗 10g，藿香 10g，茯苓 30g，陈皮 6g，青皮 6g，广木香 6g，猪苓 20g，泽泻 20g，佩兰 10g，车前子（包）12g，桑寄生 30g，川断 18g，桑螵蛸 12g。14 剂，水煎服。追访：1993 年 3 月 2 日患者服上药后，胃脘及下腹窜胀疼痛已愈，余症状亦消失。如常。

【按语】

临证中重视辨证论治，每治一病皆要辨其根源，即找出其病因病机，不可盲目地千篇一律地选用某法某方。本患者系胃脘痛，但四诊合参后，知其乃因中运不健，湿浊内停，升降失司，土壅木郁所致，所以在治疗中并未用许多理气止痛之药，而采取健脾化湿，宽中和胃，少佐理气益肾之品，方选胃苓汤（平胃散合五苓散）加味治之，10 余剂即愈。

小半夏加茯苓汤

【方源】

汉·张仲景《金匮要略》。

【组成】

生姜 10g，半夏 10g，茯苓 10g。水煎服，早晚各一。

【功效】

和胃止呕，化饮降逆。

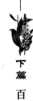

【验案】

刘某，女，42 岁。1995 年 1 月 23 日初诊。一年前不明原因见恶心，嗳气，心下痞闷，纳食不香，曾服用疏肝和胃丸等中成药，药后稍缓。其后病情如故。病人诉说胃脘部总有水汪汪、凉凉的感觉，自觉胸腹气不通畅，胸膈间似有物阻隔其间，平日口干不欲饮水，伴有口苦、咽干、胸闷、心悸、头晕，舌淡、苔白腻，脉沉弦。生姜 16 片，半夏 18g，茯苓30g，7 剂。二诊：服药第二日，恶心嗳气、心下痞闷均明显好转，胸膈间似有豁然开朗之感，头晕心悸若失，苔腻减。继续宗上法：生姜 16 片，半夏 18g，茯苓 30g，泽泻 15g，白术 6g。7 剂。三诊：痞满、嗳气、恶心、心悸、头晕均好转若失，要求巩固疗效。半夏 14g，茯苓 30g，泽泻 16g，白术、天麻、桂枝各 10g，猪苓 20g。

【按语】

此病例为刘渡舟的临床验案。《金匮要略·痰饮咳嗽病脉证并治第十二》："卒呕吐，心下痞，膈间有水，眩悸者，小半夏加茯苓汤主之。"病人胃脘部总有水汪汪、凉凉的感觉，自觉胸腹气不通畅，胸膈间似有物阻隔其间，平日口干不欲饮水，苔白腻，均为水饮停于胃脘所致。水饮内停，饮阻气滞则心下痞；水饮上犯，清阳不升则头目昏眩；水气凌心，则心悸。故用小半夏加茯苓汤治疗。本病中尚有饮停气滞，气机不利，用和胃理气中药后有所缓解，但水饮未解，故复当初。驱饮胃则安，治病求本也。刘渡舟教授二诊加用泽泻汤除上水止头眩，三诊加五苓散畅达膀胱气化，给水邪以出路。

茯苓甘草汤

【方源】

汉·张仲景《伤寒论》。

【组成】

茯苓 24g，桂枝 10g，炙甘草 6g，生姜 15g。水煎服。

【功效】

温胃阳，散水饮。

【验案】

吕某，女，50 岁，1989 年 4 月 6 日初诊。平素纳食减退，胃部不适，1 周来出现心下悸动不安，径来我院中医治疗。现症：心下悸，面色黄浮，呕吐痰涎，四肢不温，舌淡，苔白滑，脉弦。辨证为脾胃气虚，痰饮停胃。治宜健脾和胃，温化痰饮。用茯苓甘草汤加味。处方：茯苓 24g，桂枝 10g，白术 10g，炙甘草 6g，生姜 15g，清半夏 15g，陈皮 10g，水煎服。服 10 剂，诸症消失而安，为防止复发，嘱患者继服香砂六君子丸两个月。

【按语】

本例为平素脾胃气虚，聚湿生痰，痰饮停留于胃，与正气相搏而病。病由脾胃虚弱而然，故治当健脾和胃，温化痰饮。用茯苓甘草汤加味，以桂枝、茯苓温化痰饮，白术、陈皮、甘草健脾和胃，生姜温胃以散水饮，茯苓、半夏化痰止呕。因脾

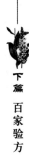

为生痰之源，故以香砂六君子丸健脾、和胃、化痰，以善后。

苓桂术甘汤

【方源】

汉·张仲景《伤寒论》。

【组成】

茯苓 12g，桂枝（去皮）9g，白术 6g，炙甘草 6g。水煎服。

【功效】

温阳利水，健脾化饮。

【验案】

洪某，女，65 岁，1986 年 6 月 17 日初诊。患者以反复胃脘痛 15 年，加剧 2 天伴呕吐入院。患者原有胃痛病史 15 年，经多方治疗，症状仍反复发作，2 天前因外出淋雨，回家后自觉畏冷发热，恶心呕吐，呕吐大量痰涎，食入亦吐，胃脘剧痛，痛苦呻吟。胃镜示：幽门前区溃疡活动期；慢性浅表萎缩性胃炎；胃下垂。病理诊断：胃窦部慢性轻度萎缩性胃炎，胃体部中度浅表性胃炎，有炎症活动，部分上皮肠化生。现症：胃脘痞痛，辗转反侧，呕吐痰涎，食入则吐，脘腹胀闷，头晕目眩，神疲无力，尿少便秘，面色苍白，舌胖淡晦，苔白浊腻，脉搏细弦。方用苓桂术甘汤合二陈汤化裁：茯苓 30g，桂枝10g，白术 10g，半夏 15g，陈皮 10g，生姜 3 片，竹茹 10g，薏苡仁30g，旋覆花（包煎）10g，代赭石45g，甘草3g，3 剂。患者经 3 剂中药治疗和补液 2 天后，诸症尽除，精神体力恢复，纳增便调。

【按语】

白术、茯苓、甘草、薏苡仁皆为补脾之药也，茯苓、薏苡仁能理脾兼能渗湿，桂枝可温阳利水，陈皮、半夏、竹茹可化痰止呕，旋覆花、代赭石可降逆。诸药共用以健脾以利水，化痰以降逆。

大半夏汤

【方源】

汉·张仲景《金匮要略》。

【组成】

人参10g，半夏10g。水煎服，各药煎取后加蜜饮服，早晚各一。

【功效】

和胃降逆，补虚润燥。

【验案】

赵某，男，62 岁。1971 年 6 月 12 日初诊。反胃呕吐，食不能多，气机不疏，面色不华，脉弱无力，经医院检查，未发现实质性病变，乃予大半夏汤加味：党参 15g，姜半夏 12g，沉香曲 9g，白蜜（冲）2 勺，生姜 2 片，5 剂。服药后，呕反停止，能得嗳气，调治而痊。

【按语】

此病例为何任的临床案例。《金匮要略》曰："胃反呕吐者，大半夏汤主之。"患者中焦虚寒，脾阴胃阳两虚，脾胃功能失调，胃阳虚饮食不能腐熟运化，甚则呕吐。脾阴虚弱不能化气生津，临床有时可见心下痞硬，大便燥结如羊屎之症（仅参）。脾胃为后天之源，气血生化赖之于此，脾胃弱则面色不华，脉弱无力。故以大半夏汤和胃降逆，补虚润燥。半夏、生姜和胃降逆散结，人参、白蜜补虚润燥，加味沉香以应气机不畅，令脾胃气机调畅，则气顺呕止。生姜为止呕良药，故用姜汁炮制半夏，一为协同止呕，一为制约半夏之毒性。

五苓散

【方源】

汉·张仲景《伤寒论》。

【组成】

猪苓（去皮）9g，泽泻 15g，白术 9g，茯苓 9g，桂枝（去皮）6g。水煎服，阿胶分 2 次烊化。

【功效】

利水，养阴，清热。

【验案】

胡某，男，38 岁，1988 年 4 月 24 日初诊。自觉胃部如有物梗塞于中，按压无痛，已七月左右，诊为"慢性胃炎"，曾服用过香砂养胃丸、健脾丸及其他汤药。大便尚可，小便少，舌胖大，苔水滑，脉沉弦。诊为心下痞，属内有水饮内停所致的水痞，治以化气行水之法。方以五苓散加减，茯苓 30g，桂枝 10g，白术 10g，猪苓 15g，泽泻 18g，厚朴 3g，陈皮 3g，服上药 3 剂后症减，又以原方继进 6 剂而收全功。

【按语】

五苓散原为太阳蓄水证而设，仲景在第 156 条用五苓散治心下痞，云："本已下之，故心下痞，与泻心汤，痞不解，其人渴而口烦躁，小便不利者，五苓散主之。"五苓散所治心下痞是"水痞"，因水饮内停致使中焦气机痞塞不通所成，故其症必见小便不利，舌滑体润，脉弦等，用五苓散治此类病人，收效满意。

柴平汤

【方源】

明·张景岳《景岳全书》。

【组成】

柴胡 12g，黄芩 12g，人参 15g，半夏 12g，甘草 6g，陈皮

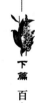

12g，苍术 12g，厚朴 12g，生姜 10g，大枣 10g。水煎服。

【功效】

和解少阳，祛湿和胃。

【验案】

沈某，男，48 岁，患慢性胃炎多年，其人体肥而多郁，喜啖肥甘，消化不良，食后脘痞，时呕酸苦，胸胁苦满。切其脉弦，视其舌苔白腻而厚。通过脉症分析，辨为肝郁胃湿，中焦气机受阻所致。方用柴平汤：苍术 10g，厚朴 16g，陈皮 12g，半夏 15g，生姜 10g，炙甘草 3g，党参 6g，黄芩 10g，柴胡 12g，大枣 5 枚。此方服至 7 剂，则病减大半。嘱其"少荤多素，遇事不怒"，继续服药，将息而瘳。

《刘渡舟应用柴平汤的经验》 ［张保伟. 江西中医药，2001，32（6）：6］。

【按语】

此为刘渡舟教授验案。本方和解疏泄，祛湿消滞，和胃止痞。方中柴胡、黄芩泄肝利胆；半夏、苍术燥湿化痰；厚朴、陈皮宽中理气；党参、大枣、甘草健中补脾；生姜调和胃气。上药共用，可使肝气条达，脾胃升降复常，积滞消除，痞满自止。

寒湿内蕴型

临床表现为脘腹胀闷，不思饮食，泛恶欲呕，口淡不渴，腹痛便溏，头重如裹，舌淡胖，苔白腻，脉濡缓。治法：温中祛寒，化湿健脾。处方：平胃散、厚朴温中汤、藿香正气散、达原饮、柴胡达原饮。

平胃散

【方源】

宋·周应《简要济众方》。

【组成】

苍术120g，厚朴90g，陈皮60g，甘草30g。共为细末，每服4~6g，姜、枣煎汤送下；或作汤剂，水煎服，用量按原比例酌减。

【功效】

利湿，和胃化痰。

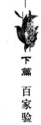

【验案】

虞恒德治一人年三十余，身材肥盛，盛夏秋季，因官差劳役，至冬得痞满证。两胁气攻胸中，饱闷不能卧，欲成胀满证。历数医予疏通耗散之药不效。十一月初旬，虞诊两手关前皆浮洪而弦涩，两关后脉皆沉伏。此膈上有稠痰，脾土之敦阜，肝木郁而不伸。当用吐法，木郁达之之理也，奈值冬月沉降之令，未可行此法，且与豁痰疏肝气，泻脾胃敦阜之气，用平胃散加半夏、青皮、茯苓、川芎、草龙胆、香附、砂仁、柴胡、黄连、瓜蒌仁等药，病退十之三四，待次年二月初旬，为行倒仓法而安。

【按语】

患者因脾湿肝郁而苦于痞满，法当吐痰疏肝采用吐法，然正值冬季，其气沉降，不可行也。《内经》以土运太过曰敦阜。故以平胃散燥湿运脾，理气和胃，加以豁痰疏肝之品，平敦阜之土，到次年春再采用吐法，顺其气而治其病。

厚朴温中汤

【方源】

金·李东垣《内外伤辨惑论》。

【组成】

厚朴（姜制）、陈皮（去白）各 30g，甘草（炙）、茯苓（去皮）、草豆蔻仁、木香各 15g，干姜 2g。按原方比例酌定用量，加姜 3 片，水煎服。

【功效】

行气除满，温中燥湿。

【验案】

胃脘当心而痛，痛则水泻，脉滑而弦，舌有黄苔，胸次不舒，不思饮食，积食停饮阻膈，阴阳升降失司。和气平胃，以展清阳。药用干姜，冬术，木香，茯苓，草豆蔻，延胡索，枳实，厚朴，泽泻。

【按语】

此例病者"胃脘当心而痛"，伴有胸闷不舒，饮食减少，而且痛则水泻，证属积食停饮，阻滞气机，不通则痛，治饮重在温化，止痛必先理气，使水饮运化，气机畅行而痛止。方用厚朴温中汤加减，一则温阳化气而消饮，二则行气导滞以止痛，方证吻合，切中病机而奏效。

达原饮

【方源】

清·吴有性《瘟疫论》。

【组成】

槟榔 6g，厚朴 3g，草果 1.5g，知母 3g，芍药 3g，黄芩 3g，甘草 1.5g。用水二盅，煎八分，午后温服。

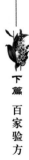

【功效】

开达膜原，辟秽化浊。

【验案】

陈某，男，65岁。1989年11月20日诊。患者三年前感受外邪，恶寒发热，咳喘，月余始愈。瘥后渐至出现背心发热之症。每夜背心发烫如火灼，背部不能盖被。患者素有咳喘症，每因背热加重而致咳喘反复发作不愈，半夜则需坐着入睡，将背部靠在床头以散其热，冬季披衣而坐，亦不盖被于背部，中西医均无效。现胃脘胀闷，食少纳呆，咳嗽痰多，口苦溲黄，大便不爽。患者体温不高，唯背部肌肤夜间发热，舌边红，苔白腻，脉弦数。诊为痰浊壅闭，邪阻膜原。以达原饮加茯苓、半夏各12g，地骨皮20g。服3剂背热大减，半夜不再坐睡，续服3剂，背热若失。

《达原饮临床应用体会》 ［乐启华．四川中医，1997，(9)：54］。

【按语】

吴有性认为膜原位于"夹脊之前，肠胃之后"，痰浊壅闭膜原，郁而化热，不得透发，蒸于背前胃后，故见背部灼热，胃胀纳呆之候。唯用达原饮开达膜原，辟浊化痰，透邪外达；槟榔、厚朴、草果直达膜原，逐邪外出；白芍、知母清热滋阴；黄芩清热燥湿；生甘草清热解毒并调和诸药；加茯苓、半夏健脾利湿化痰；地骨皮清虚热。药证合拍，收效满意。

柴胡达原饮

【方源】

清·俞根初《通俗伤寒论》。

【组成】

柴胡4.5g，生枳壳4.5g，川厚朴4.5g，青皮4.5，炙草2.1g，黄芩4.5g，苦桔梗3g，草果1.8g，槟榔6g，荷叶梗16cm。水煎服。

【功效】

宣湿化痰，透达膜原。

【验案】

陈某，女，34岁，因发热20天于1995年1月23日由外院转入我院求治。20天前开始周身寒战，随后发热，伴胃脘胀闷不适，纳差，恶心欲吐，头痛，全身酸楚。即到乡村诊所，按感冒治疗，予以青霉素80万单位肌肉注射2次/天，柴胡注射液2ml肌肉注射2次/天，并口服重感灵5片，3次/天，病情不见缓解，仍每日发热，不恶寒，日晡益甚。3天后到镇医院住院治疗。检查：体温39.5℃，颈软无抵抗，两肺呼吸音粗；胸片未见明显异常。拟诊"不明原因发热"。经对症治疗10余天，发热不退，而转入我院。诊见：寒热如疟，脘腹胀闷不适，头痛，纳差。舌苔白滑厚如积粉，舌质四边紫绛。

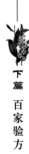

证属邪伏膜原。治以疏利开达膜原。方用柴胡达原饮加减。服用2剂后，病人热退身凉，脘腹胀闷已减轻，舌苔变薄，仍乏力，继上方加太子参15g，再进6剂，中途月经按时而来，病愈出院。

【按语】

本例证属膜原积湿酿痰之典型，初起寒战发热，胸膈痞满，恶心欲吐，舌苔粗如积粉，治以本方。此方从吴氏达原饮出入变化者也。去知母、白芍、甘草，加柴胡、枳壳、桔梗、荷梗。俞氏以柴、芩为君者，以柴胡疏达膜原之气机；黄芩苦泄膜原之郁火也。臣以枳、桔开上，朴、果疏中，青、槟达下，以开达三焦之气机，使膜原伏邪，从三焦而外达肌腠也。佐以荷梗透之，使以甘草和之。虽云达原，实为和解三焦之良方。较吴氏原方，奏功尤捷。然必湿重于热，阻滞膜原，始为适宜。若湿已开，热已透，相火炽盛，再投此剂，反助相火愈炽，追劫胆汁而烁肝阴，酿成火旺生风，痉厥兼臻之变矣。

藿香正气散

【方源】

宋《太平惠民和剂局方》。

【组成】

大腹皮 30g，白芷 30g，紫苏 30g，茯苓（去皮）30g，半夏曲 60g，白术 60g，陈皮去白 60g，厚朴（去粗皮）60g，苦桔梗 60g，藿香 90g，甘草 75g。散剂，每服 9g，生姜、大枣煎服送服；或作汤剂，加生姜、大枣，水煎服，用量按原方比例酌定。

【功效】

解表化湿，理气和中。

【验案】

袁某，男性，50 岁，教师，1993 年 6 月出诊。胃脘痛 5 年多，每因食生冷食物而加重，胃脘胀痛，痞满不舒，时感泛恶，大便溏滞，脉濡，苔白腻而厚。辨证为湿夹食滞。治以燥湿化滞，行气止痛。方以藿香正气散加减。藿香 12g，苏叶 10g，法半夏 12g，陈皮 10g，茯苓 15g，厚朴 12g，香橼 10g，佛手 10g，建神曲 10g，麦芽 10g，山楂 15g，桔梗 10g，白术 10g，甘草 3g。加减进治 2 剂上症减轻，再进 3 剂，诸症除。

《藿香正气散新用》[周显英．贵阳中医学院学报，1996，(4)：43]。

【按语】

此为周显英医案。嗜食生冷，饥饱无常，损伤脾胃，脾失健运，胃失和降，阻滞气机，则胃脘疼痛，湿浊中阻，中阳失运，则大便溏滞，痞满不舒，夹食积中阻，则纳呆，苔厚腻。以藿香正气散调气和胃，辛香化浊，加建曲、麦芽、山楂消导和中，则气机升降，运化正常。藿香正气散常用于夏月饮食生冷而致胃脘胀满不舒，食湿两滞，外有表邪之证。

下篇　百家验方

痰热内扰型

临床表现为胃脘胀闷，纳差不饥，恶心呕吐，头晕身重，或咳嗽黏痰，色黄，或小便黄短涩，舌质红，苔黄腻，脉滑。治法：清热化痰，健脾和中。处方：温胆汤、黄连温胆汤、小陷胸汤。

温胆汤

【方源】

宋·陈言《三因极一病证方论》。

【组成】

半夏6g，竹茹6g，枳实6g，陈皮9g，甘草3g，茯苓5g。水煎服，加生姜3片，大枣1枚。

【功用】

理气化痰，清胆和胃。

【验案】

李某，男性，30 岁，常因饮食不定时，饥饱失常，而致食后胀满，胃中灼热，反复发作两年余，伴有食欲不振，恶心，嗳气，肢体困倦，口黏，大便不爽，苔腻微黄。中医诊断为痰浊中阻之胃脘痛，治当燥湿化痰、理气和胃。处方：半夏 9g，竹茹 9g，枳实 9g，陈皮 6g，茯苓 13g，厚朴 9g，砂仁 6g，大腹皮 10g，海蛤壳 13g，麦芽 10g，鸡内金 9g，丝瓜络 9g。服药七剂，苔渐薄，饮食增，已无恶心嗳气，大便转畅，但身困乏力，原方加炒白术 9g，炒枳壳 6g，去海蛤壳、枳实、竹茹，再服 7 剂诸症消失，嘱患者注意饮食规律，忌生冷，今后可配服健脾丸调治以防复发。

【按语】

本例患者由饮食失节而致常食后胀满，伴见食欲不振，恶心，嗳气，肢体困倦，口黏，大便不爽，苔腻微黄。因此，辨证属于痰湿中阻，中焦气机壅滞，胃失和降，脾失健运。治疗上用温胆汤理气化痰，清胆和胃。去大枣，以防其性甘滋腻，使湿浊壅滞。又因患者胃中灼热，即为湿浊已经化热，故去辛味生姜，改用大腹皮、砂仁等理气除湿、舒畅气机之品；并酌加海蛤壳清热化痰，以祛郁热；麦芽、鸡内金促进消化，增加食欲；诸药配合，使湿浊得化，脾气得升，胃气得降，中焦气机顺畅，故诸症消失。

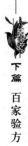

下篇 百家验方

黄连温胆汤

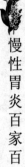

【方源】

唐·孙思邈《备急千金要方》。

【组成】

半夏 10g，陈皮 10g，茯苓 10g，甘草 6g，枳实 10g，竹茹 10g，黄连 10g，大枣 5 枚。水煎服，早晚各一。

【功效】

清热利湿，化痰理气。

【验案】

陈某，女，33 岁。患者胃脘胀痛，腹胀，嗳气，恶心，便溏，苔黄厚腻，脉弦滑。诊为痰湿郁滞偏热，治以黄连温胆汤加味：黄连 10g，竹茹 20g，枳实 10g，半夏 10g，陈皮 10g，茯苓 16g，甘草 10g，槟榔 10g，厚朴 10g，服药 4 剂后，痛止，稍胀，进食后明显，原方继续服用 4 剂，而收全功。

【按语】

本案为步玉如的临床验案之一。患者痰湿郁热，则便溏，苔黄厚腻，脉滑；湿阻气机，则腹胀，嗳气，胀痛。故步玉如教授以黄连温胆汤清热利湿，化痰理气。黄连、竹茹清痰热；枳实、陈皮、槟榔、厚朴行气；半夏、茯苓消痰。

小陷胸汤

【方源】

汉·张仲景《伤寒论》。

【组成】

黄连6g，半夏12g，瓜蒌实30g。水煎服。

【功效】

清热化痰，宽胸散结。

【验案】

刘渡舟医案：孙某，女，58岁。胃脘作痛，按之则痛甚，其疼痛之处鼓起一包，大如鸡卵，濡软不硬。患者恐为癌变，急到医院X光钡餐透视，因需排队等候，心急如火，乃请中医治疗。切其脉弦滑有力，舌苔白中带滑。问其饮食、二便，皆为正常。辨为痰热内凝，脉络瘀滞之证，为疏小陷胸汤：糖瓜蒌30g，黄连9g，半夏10g。共服3剂，大便解下许多黄色黏液，胃脘之痛立止，鼓起之包遂消，病愈。

【按语】

《伤寒论》138条曰："小结胸病，正在心下，按之则痛，脉浮滑者，小陷胸汤主之。""心下"，指胃脘。观本案脉证，正为痰热之邪结于胃脘之小结胸证。故治用小陷胸汤，以清热涤痰，活络开结。方中瓜蒌实甘寒滑润，清热涤痰，宽胸利

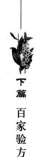

下篇 百家验方

肠，并能疏通血脉；黄连苦寒，清泄心胃之热；半夏辛温，涤痰化饮。三药配伍，使痰热各自分消，顺肠下行，而去其结滞。

刘老认为：①瓜蒌实在本方起主要作用，其量宜大，并且先煎；②服本方后，大便泻下黄色黏涎，乃是痰涎下出的现象；③本方可用于治疗急性胃炎、渗出性胸膜炎、支气管肺炎等属痰热凝结者。若兼见少阳证胸胁苦满者，可与小柴胡汤合方，效如桴鼓。

湿热中阻型

临床表现为脘腹痞满，或灼热疼痛，呕恶厌食，口中黏腻，渴不多饮，头目眩晕，身重倦怠，或身热不扬，汗出不解，或见面目发黄色鲜明，或皮肤发痒，大便不爽，小便短赤，舌质偏红，舌苔黄腻，脉濡数或滑数。治法：清热化湿，理气和胃。处方：三仁汤、黄芩滑石汤、蒿芩清胆汤、芩连二陈汤。

三仁汤

【方源】

清·吴瑭《温病条辨》。

【组成】

杏仁 15g，飞滑石 18g，白通草 6g，白豆蔻 6g，竹叶 6g，厚朴 6g，生薏苡仁 18g，半夏 15g。甘澜水八碗，煮取三碗，每服一碗，日三服。

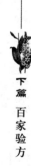

【功效】

宣畅气机，清利湿热。

【验案】

张某，女，48岁，1998年3月24日初诊。胃脘痛半年。胸闷不舒，口干而腻，食少困倦，小便黄少。舌红、苔腻，脉细濡。诊为胃脘痛，证属湿热犯胃，胃气不和。拟三仁汤加减。处方：薏苡仁20g，苦杏仁、白豆蔻、砂仁、木香各10g，厚朴、滑石各15g，木通、半夏各12g。3剂，每天1剂，水煎服。药后自觉诸症明显减轻，复诊守方又服3剂，各症均除而愈，后随访未复发。

《三仁汤新用》[陈蓉. 新中医，1999，(9)：9]。

【按语】

湿热之邪稽留中焦，脾为湿困，湿热犯胃，故胃痛不适，三仁汤正切病机。方中苦杏仁宣通肺气；白豆蔻芳香化湿，行气宽中；薏苡仁、滑石、通草淡渗清热利湿；半夏、厚朴燥湿下气散结。全方宣上畅中渗下，使气畅湿行，诸症自除。

黄芩滑石汤

【方源】

清·吴瑭《温病条辨》。

【组成】

黄芩 9g，滑石 9g，茯苓皮 9g，大腹皮 6g，白豆蔻 3g，通草 3g，猪苓 9g。水煎服。

【功效】

清热利湿。

【验案】

刘某，女，成年。2005 年 10 月 26 日初诊。纳少，不思饮食，数月。口干、苦，口黏，有异味，饮水多，怕凉，目涩，视物模糊。腰酸发冷，手足冰冷，寐差，入睡难，小便多，大便不成形，黏。舌红，尖有点刺，苔厚腻，脉滑。予黄芩滑石汤加减。处方：黄芩 10g，滑石 10g，大腹皮 10g，茯苓皮 10g，白蔻仁 10g，通草 10g，猪苓 10g，柴胡 15g，黄芩 6g，半夏 15g，党参 15g，丹参 30g，檀香 6g，鸡内金 20g，砂仁 10g，炒枣仁 30g，石菖蒲 15g，远志 10g，甘草 6g。二诊：纳增，口干，口苦，唇干甚，大便不成形，秽臭量多，一日一次，舌淡红，尖红明显，齿痕苔黄厚腻，脉弦略沉。上方加黄柏 10g，肉桂 10g。调理而愈。

【按语】

此为袁红霞教授验案。中焦湿热蕴结，充斥上下，脾失健运则不思饮食，纳呆；湿热困阻中焦气机，水液不能上承而口干、口苦、口黏；湿邪下迫，则大便黏腻。用黄芩滑石汤渗利湿热，燥湿化浊，兼以小柴胡汤和解少阳枢机，使邪气的出路通畅，重用清利湿热之药，则很快获效。

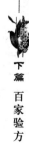

蒿芩清胆汤

【方源】

清·俞根初《重订通俗伤寒论》。

【组成】

青蒿6g，淡竹茹9g，仙半夏5g，赤茯苓9g，黄芩6g，生枳壳5g，陈皮5g，碧玉散（包煎）9g。水煎服，早晚各一。

【功效】

清胆利湿，和胃化痰。

【验案】

患者，男，53岁，干部，1991年3月5日初诊。胃病久已十二年，纳呆食少，胃痛隐隐，痛剧则呕，吐后痛减。四天前因与家人争吵，夜间突发呕吐，呕吐物为咖啡色清稀水液，约500ml，次日就诊于某医院急诊予胃复安、颠茄口服无效，现仍呕吐频作，食入即吐。查纤维胃镜诊为：慢性重度浅表性胃炎；十二指肠球部溃疡（活动期）。诊查：面黄清瘦，精神倦怠，舌红苔薄白，脉弦有力。此乃郁怒伤肝，肝失疏泄，气机阻滞，胃气上逆，治以疏肝理气，和胃降逆。青蒿15g，黄芩、枳实、竹茹、陈皮、半夏各10g，茯苓30g，苏梗、木香各10g。服药4剂，呕吐停止，胃纳渐增，小腹略胀，原方加大腹皮15g。进8剂后，腹胀消，纳食佳，精神振，诸症平。

遂以香砂六君子汤以善后。5月4日复查胃镜：慢性浅表性胃炎、十二指肠球部溃疡已愈合。

《蒿芩清胆汤临床举隅》［王文仲，周正华，刘庆忠．天津中医药，1992，(3)：34］。

【按语】

此为王文仲医案。本案病机主要是肝失疏泄，阻滞中焦气机，使其升降失调，胃中浊气上逆则呕吐。其中青蒿、黄芩有疏肝燥湿之效；竹茹、枳实、半夏、陈皮行气宽中降逆；重用茯苓，使其健脾助运，祛湿化浊；苏梗主升，木香主降，一升一降，使气机疏通，升降协调，诸症悉除。

芩连二陈汤

【方源】

清·俞根初《通俗伤寒论》。

【组成】

黄芩6g，半夏4.5g，竹茹6g，茯苓9g，黄连2.4g，陈皮4.5g，枳实4.5g，碧玉散9g。以上药水煎与姜汁、竹沥和匀同冲。

【功效】

清肝和胃，蠲痰泄饮。

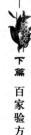

【验案】

王某，男42岁。胃脘痛一年余，因饮食不节而引起呕吐，为胃内容物，时时泛恶，口苦黏腻，胃脘胀痛，食后饱闷，口渴不欲饮，舌红苔黄腻，脉滑数。此乃湿热中阻，食滞不化。治拟清化湿热，导滞和胃。处方：黄连3g，厚朴、竹茹各6g，黄芩、茯苓、清半夏、苏梗、陈皮、焦三仙、藿香各10g，芦根15g。服6剂，恶心呕吐均除，脘胀减轻，舌苔渐退，续服6剂，胃脘痛止，饮食增加。

【按语】

此案为湿热中阻，肝胆火盛之证。治宜清肝和胃，消积化湿。方用芩连二陈汤加减，芩、连、橘、半调和肝胃；厚朴易枳实合竹茹以通降胃气；茯苓使胃中积聚之浊饮，从小便而泻；藿香以化湿和中；苏梗行气宽中；芦根清热除烦止呕；焦三仙以化食积。故诸症尽除。

胃热炽盛型

　　临床表现为高热烦躁，口渴喜冷饮，大汗出，面赤恶热，大便燥结，舌红苔黄燥，脉洪大有力或滑数。治法：清热泻火，生津止渴。处方：白虎汤、玉女煎、泻黄散、大黄黄连泻心汤、竹叶石膏汤、大柴胡汤、栀子厚朴汤、栀子生姜豉汤。

白虎汤

【方源】

汉·张仲景《伤寒论》。

【组成】

石膏 50g，知母 18g，炙甘草 6g，粳米 9g。水煎服。

【功效】

清热生津。

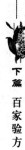

慢性胃炎百家百方

156

【验案】

钱某，男，39岁，于1996年3月就诊。于1985年始感胃脘部轻微灼烤样疼痛，喝凉水觉得疼痛缓解，曾有一次喝酒后胃部灼烤样痛加重，平时喜冷饮，常有饥饿感。时有反酸、纳差等症状。西药曾服雷尼替丁、硫糖铝片，胃痛缓解不明显，有时饭后作恶，口有臭气味，牙龈溃烂、红肿，伴少量出血，大便干燥，小便红赤。就诊时面露痛苦表情，舌质红，苔黄厚，脉象滑数。胃镜及病理提示慢性萎缩性胃炎。服白虎汤合沙参麦冬汤化裁后，服12剂，腑气通，胃肠积热减，牙龈溃烂、出血、红肿已瘥，胃灼热样疼痛缓解。服药42剂，诸症消失。胃镜病理检查提示浅表性胃炎。

【按语】

本案多由过食辛辣胃火素旺，邪热入胃，胃火炽盛，必致伤阴，速以通腑泄热，继以滋阴养胃。遣生川军通腑泄热；取白虎汤中的石膏、知母、石斛，意在养阴增液。用方月余，疗效卓著，随访3年，胃病未复作。

玉女煎

【方源】

明·张介宾《景岳全书》。

【组成】

石膏 9 ~ 15g，熟地 9 ~ 30g，麦门冬 6g，知母 5g，牛膝 5g。水煎服，温服或冷服。

【功效】

清胃热，滋肾阴。

【验案】

张某，女，30 岁，患者口臭，咽干两月余。说话时口气有热臭味，大便秘结，每 3 至 4 日一次，小便短而色黄。舌红，苔薄黄，脉洪而微数。证属肠胃积热，胃阴亏损。拟玉女煎加减：生石膏 30g，熟地 15g，天门冬、麦门冬各 10g，知母 10g，怀牛膝 10g，枳壳 10g，生大黄 10g，川黄连 5g，甘草 3g。服 7 剂口臭已愈，大便每日一次。

《玉女煎的临床应用》［陈雪芬．中医研究，1997，（3）：48］。

【按语】

玉女煎是胃热阴虚的主方，胃热是使用本方的先决条件。足阳明胃经上行头面，胃热循经上攻则出现头痛、齿痛；热迫血溢则牙龈出血；胃热阴虚，口腔黏膜失于濡养而生口疮。临床表现常有口臭、口干、牙龈出血、消谷善饥等。因本方含熟地、牛膝，具有滋肾阴的作用，适于胃热同时兼见肾阴亏虚之证；如用本方治牙痛可加白芷、细辛等效果更佳；治牙龈出血可加藕节炭，茜草炭，仙鹤草等。

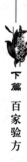

下篇　百家验方

泻黄散

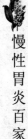
【方源】

宋·钱乙《小儿药证直诀》。

【组成】

藿香叶 21g，山栀仁 3g，石膏 15g，甘草 90g，防风 120g。水煎服。

【功效】

泻脾胃伏火。

【验案】

缴某，女，75 岁，农民。因慢性支气管炎 40 余年，加重 6 天入院。病人除咳嗽外，口渴喜冷饮，"嘴痛"不敢饮食，每日仅食少许冷食。查：口腔黏膜上可见 10 多处大小不等的白色溃疡面，周围有充血的红晕，最大者约 1 cm×1 cm；舌质红，舌苔少且干燥少津，脉细数。患者自诉 30 年前既有"烂嘴"，曾使用冰硼散及西药，症状时好时坏，反复发作。处方：藿香叶 20g，山栀 6g，生石膏 15g，甘草 30g，防风 60g，水煎服。服上方 1 剂，病人疼痛减轻，溃疡面也有所减少。又连服 3 剂，溃疡面完全消失，病人饮食自如，精神大增，配合消炎等西药治疗，病愈出院。出院后 1 年随访未再出现口腔溃疡，且慢性支气管炎也较以往减轻。

《泻黄散治疗复发性口腔溃疡33例》[吴军高.中国乡村医药，1999，（9）：7]。

【按语】

此为吴军高医案，根据作者的临床经验，口腔溃疡反复发作者，常常都是因为素体脾胃伏火。火性炎上，熏蒸清窍而致，日久可损伤胃阴，造成胃阴虚，故病程长者，一般都会出现舌红干、少苔。

脾胃伏火与胃中实火不同，仅用清降难以祛除伏火积热，这也是造成该病易于复发的原因，治法当以火郁而发之。泻黄散泻脾胃伏火，其特点是重用防风，取其升散脾胃伏火，即火郁发之之意。石膏、栀子清降胃火，藿香芳香醒脾，甘草泻火和中，诸药配合，清降与升散同用，泻脾而不伤脾，故对复发性口腔溃疡有很好的效果。吴氏曾用本方治疗33例，结果：痊愈29例，好转2例，无效2例。

大黄黄连泻心汤

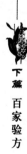

【方源】

汉·张仲景《伤寒论》。

【组成】

大黄15g，黄连10g。沸水泡服。

【功效】

泻热消痞。

【验案】

顾某，男，34岁。患慢性胃炎6年余。症见：上腹部胀痛，灼烤感，口苦，嗳气，反酸，饮食不当或酒后发作时，其痛亦可转为剧痛难忍。选服中西药无效，故此饮食极慎，品种单调，颇以为苦。胃镜检查：黏膜充血、水肿，附着大量黏液，并有陈旧性出血点及轻度糜烂。幽门螺旋杆菌（＋）。诊为慢性浅表性胃炎。胃脘部轻压痛，舌质红，苔黄腻，脉略滑。证属湿热中阻，泻心汤集苦寒为一方，苦以燥湿，寒可清热，可用于本病。先试以小剂，以观进退。方药：大黄2.5g，黄连、黄芩各4.5g，蒲公英9g，枳壳6g，砂仁、生晒参各3g，六一散6g。随症略事加减连服2月余，临床诸症消失。3个月后复查胃镜，黏膜光滑，基本正常，幽门螺旋杆菌（－），近期痊愈。半年后随访，一如常人。

《大黄黄连泻心汤临床治验》［周德荣. 河南中医，1998，18（4）：210］。

【按语】

此为周德荣验案。《伤寒论》154条："心下痞，按之濡，其脉关上浮者，大黄黄连泻心汤主之。"脾胃为升降之枢纽，脾胃升降功能失司，则心下气机壅滞不通，而成按之柔软，触之无痛的胀满之证。本证为热邪内聚之胃肠，故还应见有心烦、尿赤、便干、口渴、舌红、脉数等热证表现，故以大黄黄连泻心汤清邪热、消胀满。本方用开水泡服，取其气之轻扬，平其味之重浊，在于清心下热而消痞，而不在于泻下燥结以荡实。

竹叶石膏汤

【方源】

汉·张仲景《伤寒论》。

【组成】

竹叶 15g，石膏 30g，半夏（洗）9g，麦门冬（去心）15g，人参 6g，甘草 3g，粳米 15g。水煎至米熟，温服。

【功效】

清热生津，益气和胃。

【验案】

陈某，男，26 岁，1977 年 8 月 23 日初诊。呃逆月余。两月前热病失治。二旬后热退，隧生呃逆，初服阿托品类药可暂安，后渐失效。诊见：呃逆急促，频频发作，声音低沉，低热心烦，渴喜冷饮，嘈杂不食，气短难续，语言无力，怠惰嗜卧，呵欠连作，形羸肉脱，面唇俱红，舌赤、无苔、中有裂纹，扪之无津，脉数无力。此乃热病后期，津伤气损，胃失濡润，气失和降。投本方加味。处方：竹叶 6g，生石膏 100g，红参、法半夏、炙甘草、柿蒂各 10g，粳米 50g，麦门冬、鲜石斛各 20g，玉竹 15g，5 剂。药尽呃止。

《竹叶石膏汤治验》［徐炳琅．新中医，1987，(10)：16］。

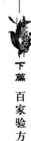

【按语】

此为徐炳琅医案。热病后气阴两伤，胃气上逆，切合本方证机，数投即效。热病后期，津气损伤，患病日久，胃气上逆动膈则发为呃逆，病本属胃，此病发为热病且日久失治，则呈现气津两伤，方用竹叶石膏汤。有名家经验论证本方也可用于久病初愈，病人身体尚且虚弱需进补，而胃口不开之期，此时投以本方，能够清补气津又和胃，有助于病后康复，收效良好。

大柴胡汤

【方源】

汉·张仲景《伤寒论》。

【组成】

柴胡 25g，黄芩 9g，芍药 9，半夏 9g，生姜 9g，枳实 9g，大枣 5 枚，大黄 6g。水煎服，早晚各一。

【功效】

和解少阳，兼清阳明。

【验案】

平某，男，44 岁。感冒后经调治痊愈。现午后发热不解，新转下利黏秽，里急后重，腹中疼痛，心胸烦满，胃脘痞塞，呕恶不欲食。舌苔黄，根部苔腻，脉弦滑。根据六经辨证认为此病症属表邪入里，湿热蕴结三焦，少阳枢机不和，阳明胃肠不调。疏方：柴胡 12g，黄芩 9g，芍药 10g，半夏 12g，生姜 12g，枳实 10，大枣 5 枚，大黄 5g，服用第一煎，周身汗出，肠鸣咕咕作响。第二煎，大便排出许多臭秽之物，腹痛随之缓解。再剂后，则下利，痞满，呕吐等症悉愈。

【按语】

《伤寒论》165 条："伤寒发热，汗出不解，心中痞硬，呕吐而下利者，大柴胡汤主之。"本证为太阳表证未解，邪入少阳，兼见阳明里证。故以大柴胡汤治疗。本病呕吐、下利、痞满等症状应与水饮内停泛滥和脾胃虚弱所致的呕利痞鉴别，同为此病，寒热虚实却大相径庭，注重同病异治。

栀子厚朴汤

【方源】

汉·张仲景《伤寒论》。

【组成】

栀子 15g，厚朴 12g，枳实 12g。水煎服，早晚各一。

【功效】

清热除烦，宽中消满。

【验案】

黄某，女，37 岁。症状：心中懊恼不能自控，昼轻夜重，从家奔出野外空旷之处，心烦稍安。兼见胃脘与腹胀满阻塞等症，小便色黄，但大便不秘，舌尖红绛，舌根有腻苔，脉来弦数。辨证：阳明火气初蕴，有下移动乱胃气之势。方用：生山栀 9g，厚朴 9g，枳实 9g。服一剂而愈。

【按语】

此为刘渡舟病案，《伤寒论》79 条："伤寒下后，心烦腹满，卧起不安者，栀子厚朴汤主之。"本案以心烦懊侬，脘腹胀满为主要表现，为热郁胸膈，下及脘腹，虽腹满，但无疼痛拒按，大便不通等实证，尤为无形邪热之郁结，勿需大黄之攻下。故治以栀子厚朴汤清热除烦，宽中消满。方中栀子苦寒，清热除烦；厚朴苦温，行气除满；枳实苦寒，破结消痞。所以收效显著。

栀子生姜豉汤

【方源】

汉·张仲景《伤寒论》。

【组成】

栀子 9g，生姜 5 片，豆豉 9g。水煎服，早晚各一。

【功效】

清热除烦止呕。

【验案】

郑某，胃脘痛。医治之，痛不减，反增大便秘结，胸中满闷不舒，懊侬欲吐，辗转难卧，食少神疲，历七八日。按其脉沉弦而滑，验其舌黄腻而浊，检其方多归、附、香砂之属。此本系宿食为患，初只需消导之品，或可获愈。今迁延多日，酿成夹实致虚，补之固不可，下之亦不宜，乃针对心中懊侬、欲吐二症，投以栀子生姜豉汤：生栀子9g，生姜9g，香豉15g。分温作两服，翌日，病家来谢称，服药尽剂后，未发生呕吐，诸症均瘥，昨夜安然入睡，今晨大便以下，并能进食少许。

【按语】

此方为张仲景治汗吐下后虚烦欲呕之证。《伤寒论》第76条："发汗后，水药不得入口为逆，若更发汗，必吐下不止。发汗吐下后，虚烦不得眠，若剧者，必反复颠倒，心中懊侬……若呕者，栀子生姜豉汤主之。"此案例为胃脘痛误治后心烦欲呕，热扰胸膈，胃气上逆，治以清热除烦止呕之栀子生姜豉汤，栀子清热除烦，香豉轻薄宣透，和降胃气，生姜以止呕和胃。药证合拍，悉症尽除。

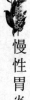

瘀血停胃型

临床表现为胃脘疼痛，痛有定处而拒按，或痛有针刺感，食后痛甚，或见吐血便黑，舌质紫暗，脉涩。治法：活血化瘀。处方：血府逐瘀汤、失笑散、丹参饮。

失笑散

【方源】

宋《太平惠民和剂局方》。

【组成】

五灵脂、蒲黄（炒香）各等分。共为细末，每服6g，用黄酒或醋冲服。亦可作汤剂水煎服，用量酌定。

【功效】

活血化瘀，散结止痛。

【验案】

房叔。胃脘痛，脉细涩，服香砂六君子汤去白术，加煨姜、益智。痛定后，遇劳复发，食盐炒蚕豆，时止时痛。予谓昔人以诸豆皆闭气，而蚕豆之香能开脾，盐之咸能走血，痛或时止，知必血分气滞，乃用失笑散，一服痛除。

【按语】

本案辨"血分气滞"依据有二：一是食盐炒蚕豆，有痛或时止之效；二是胃痛之疾，初病在气分，久病入血分，该患者时痛时止，已非新病，乃久病入络也。证属瘀血停滞，投失笑散活血祛瘀、散结止痛，是以方证相应，故获效甚捷。

血府逐瘀汤

【方源】

清·王清任《医林改错》。

【组成】

桃仁 12g，红花 9g，当归 9g，生地黄 9g，川芎 4.5g，赤芍 6g，牛膝 9g，桔梗 4.5g，柴胡 3g，枳壳 6g，甘草 6g。水煎服。

【功效】

活血化瘀，行气止痛。

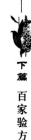

【验案】

裘某，女，47 岁，农民，门诊。1993 年 5 月 6 日初诊。患者素有胃脘痛，已达 15 年。自述 15 年前因经常生气，使情志不遂而导致胃脘痛，虽经多方治疗，中西药迭进，均无明显疗效。1993 年 4 月 28 日因同邻居发生口角，争吵后疼痛加重。症见胃脘疼痛，痛有定处，触痛明显，疼痛如针刺，且伴有胀痛感，餐后加重，口干但不欲饮水，时有嗳气，形体消瘦，气短，精神不振，面色萎黄，大便时干时溏，舌质晦暗，苔薄白，脉弦涩而弱。纤维胃镜检查提示为慢性浅表性萎缩性胃炎，病理切片、胃黏膜幽门螺杆菌试验阴性。辨证：胃脘久痛，瘀血凝滞，气郁不畅。治法：活血祛瘀，佐以和胃止痛。处方：血府逐瘀汤加味。当归 10g，生地 10g，桃仁 12g，红花 10g，川芎 6g，枳壳 6g，赤芍 10g，柴胡 6g，甘草 6g，桔梗 3g，牛膝 5g，黄芪 30g，炒白术 15g，炒白芍 12g，广郁金 10g。上方连进 15 剂，药后诸症悉除。后改用参苓白术汤加减调理半月，以巩固疗效。随访至今未复发。

【按语】

患者胃痛，气滞日久，久必成瘀，导致血瘀凝滞；血瘀必气滞，二者相因而致。症见痛有定处，痛如针刺，故以活血祛瘀为法，投血府逐瘀汤；并以黄芪、白术、白芍补气健脾和胃，郁金利气止痛。诸药合用，瘀血祛，胃气畅，疼痛止。

丹参饮

【方源】

清·陈修园《时方歌括》。

【组成】

丹参30g，檀香、砂仁各5g。以水一杯，煎七分服。

【功效】

活血祛瘀，行气止痛。

【验案】

范某，女，24岁。胃痛反复发作已逾10载，胃镜检查诊断为慢性浅表性胃炎，服四磨饮子、理中汤、益胃汤等方药，效果均不明显，疼痛阵作，痛如针刺，终日不知饥饿，心中悸动不宁，舌苔薄白，脉小弦。气滞日久，久病入络，瘀凝阳明，则脘痛不已，法当治瘀。

丹参10g，白术10g，枳实10g，白芍10g，延胡索10g，檀香5g，肉桂5g，木香5g，砂仁3g，甘草3g。药后胃痛见减，但少有呕恶，上方去枳实、白术，加桃仁、姜半夏各10g。5剂后，胃痛平，呕恶止，上方加减调治。

【按语】

胃为多气多血之腑，初病在气，久病入血，血瘀于胃，则疼痛固定，痛如针刺，间或吐血、便血，舌质紫暗。当以活血

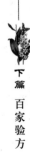

化瘀为法，常选用丹参饮加减。本例胃痛十余载，脾胃当虚，故加健脾行气之药如白术、枳实、木香等。丹参饮方含砂仁，在活血祛瘀的同时顾护脾胃，因此，脾胃病中常与其他方药加减使用，单独使用较少。

胃阴不足型

临床表现为胃痛隐隐，似饥而不欲食，口燥咽干，消瘦乏力，大便干结，舌红少津，脉细数。治法：养阴益胃。处方：益胃汤、麦门冬汤、橘皮竹茹汤（三方）、芍药甘草汤、沙参麦冬汤、百合乌药散。

益胃汤

【方源】

清·吴瑭《温病条辨》。

【组成】

沙参9g，麦门冬15g，冰糖3g，细生地15g，玉竹4.5g。水煎服早晚各一。

【功效】

养阴益胃。

【验案】

薛某，女，60岁，干部家庭，患者胃脘痛2年多，医院诊断为萎缩性胃炎。症见口干舌燥，渴不思饮，肌不欲食，脘痛腹胀，心烦低热，大便干燥，四五日一行，舌红少津，有裂纹，中部有1cm²大的剥脱红斑，脉细弱。既往史有老年性阴道炎，慢性膀胱炎。患者年过六旬，正气虚弱，久病伤阴，津液不足，胃阴随之亏虚，渐发脘痛。治应益气养阴，和胃止痛。拟方：玉竹12g，北沙参10g，麦门冬10g，生地10g，炒白芍10g，川楝子10g，生黄芪20g，太子参10g，鸡内金10g，火麻仁12g，粳米15g，甘草3g，6剂，每日一剂，水煎食后服。因病人不同意，故只针三阴交、足三里，3次。

二诊：脘痛有减，大便通畅，咽干口渴仍在，脉舌同前，再服八剂。胃痛基本消失，咽干口渴大减，舌中部光剥消失，裂纹仍在，但较润泽。上方制成丸剂服2个月。3个月后诸症消失，再未复发。

【按语】

益胃汤本为吴瑭用于治疗"阳明温病下后汗出，胃阴受伤"之证。此案例胃痛为胃之气阴两伤所致。所以投以益胃汤养阴和胃，方中沙参、麦门冬、生地、玉竹养阴清热生津，再加黄芪、太子参以补气，芍药、甘草缓急止痛，鸡内金、粳米健脾和胃，火麻仁润肠通便，川楝子行气除烦。药证合拍。

麦门冬汤

【方源】

汉·张仲景《金匮要略》。

【组成】

麦门冬42g，半夏6g，人参9g，甘草6g，粳米3g，大枣3枚。水煎服。

【功效】

清养肺胃，降逆下气。

【验案】

康某，女，42岁，2004年6月12日。胃脘灼痛、反酸反复发作2年余，加重2个月。2年前渐次出现胃脘痞闷、呃逆、反酸、灼烤感，时轻时重，伴乏力，口干口苦，不思饮食，大便干结，五心烦热，体力日见衰退，心情不畅，夜卧不寐，心悸胸闷。曾经心电图、超声、钡餐检查示：心脏供血不足，肝胆脾未见异常，胃蠕动欠佳。近两月来，症状加重，胃镜检查示浅表性胃炎。舌质红，苔花剥、有苔处黄干，脉细数。诊为阴虚胃痞。药用：太子参、沙参、炒枣仁、丹参、海螵蛸各15g，麦门冬、龙骨、牡蛎各30g，玉竹、花粉、知母、鸡内金、生麦芽、佛手各12g，柴胡、陈皮、清半夏、乌梅、木瓜各6g，白芍18g，枳实、生甘草各9g。每日1剂，水煎

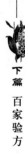

服。5剂后即感症状缓解，灼痛、反酸基本消除，夜可睡4小时左右，食欲已开，口干口苦减轻。继服10余剂，精神大振，五心烦热好转，晨起稍有口苦，夜可睡6~8小时，基本可正常饮食，右胁部稍有不适，偶有胸闷，舌质转淡红、苔薄白稍干，脉细缓。上药加川芎10g，香附12g。继服半月余，诸症向愈。

《孟繁华治疗阴虚型胃病经验举隅》［赵建民. 山西中医，2008，24（2）：13］。

【按语】

此为孟繁华医案。此类阴虚型胃病患者多病程久远。孟老治善以主方加味，顾乎兼夹诸症。阴虚诸症必须注意不可大队清凉滋润，以免滋腻不化，伤及阳气。可配行气消食之药，助其功用，复其纳降之职。然阴伤后恢复较慢，需要告知患者，坚持服药，方能取得预期效果。诸多医家临床经验发现，本方临床运用中辨证准确而效果不明显的原因大多为方药用量上，麦门冬与甘草之比为7：1，调整药量之后收效明显，足见中医在临床运用之精微。

橘皮竹茹汤

【方源】

宋·严用和《济生方》。

【组成】

赤茯苓 10g，橘皮 10g，枇杷叶 10g，麦门冬 10g，竹茹 10g，半夏 10g，人参 10g，炙甘草 10g，生姜 6g。水煎服早晚各一。

【功效】

和胃清热，降逆止呕

【验案】

金，男，38 岁，5 月，上海。热郁中焦，胃失和降，食入即吐，口干而苦，齿龈肿痛，心烦寐少，大便不畅，小溲短赤。脉象弦数，舌苔黄燥。治拟泻火降逆。姜汁炒川连八分，炒黄芩二钱，制大黄钱半，黑栀三钱，姜汁炒竹茹二钱，盐水炒橘皮钱半，淡吴萸四分，姜半夏二钱，炒枇杷叶三钱，生姜二片，原干扁斛四钱劈、先煎。二诊：前方服后，呕逆已止，大便畅通，口干咽燥不若前甚。仍守原方出入。姜汁炒川黄连八分，黄芩钱半，姜汁炒竹茹三钱，茯苓四钱，原干扁斛四钱劈、先煎，黑栀二钱，姜半夏二钱半，淡吴茱萸五分，盐水炒橘皮钱半，生姜二片，麦门冬三钱。

【按语】

此为叶熙青医案，为胃火上冲，肝胆之火助之所致呕逆。治当和胃降逆，清热止呕，方用《济生》橘皮竹茹汤加减，橘皮、竹茹清热止呕，半夏、枇杷叶降逆止呕，生姜为止呕圣药，再加黄芩、大黄、栀子、左金以助清热降逆止呕，因热邪伤阴，用石斛以滋阴。

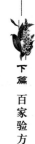

橘皮竹茹汤

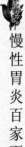

176

【方源】

清·程国彭《医学心悟》。

【组成】

橘皮 6g，竹茹 6g，半夏 3g，人参 3g，甘草 3g。

【功效】

益气清热，降逆止呕

【验案】

陈某，男，37 岁。食后呕吐，胸骨后痛，反复发作三年余，每因情志不遂或饮食不节而发，反酸，吞咽困难，口干欲饮，大便干结，舌暗红，苔黄稍腻，脉弦滑。证属胃热内盛，胃失和降，当以清热通降，理气和胃。药用黄连、酒川军各 3克，黄芩、山栀、橘皮、枳壳、半夏各 10 克，竹茹 6 克，瓜蒌 15 克，芦根 20 克，吴茱萸 1.5 克，服 4 剂，呕吐反酸明显减轻。续前法治疗，呕吐反酸消失，饮食增多。

【按语】

此案例为胃火内盛，肝火乘之所致呕吐，法当清热降逆止呕。用程氏橘皮竹茹汤加减，方中橘皮、竹茹清热止呕，半夏降逆止呕，再加黄芩、栀子以助清热，左金清肝止呕，枳壳、瓜蒌行气宽胸止呕，酒川军逐瘀通便泄热，芦根清热生津、止呕除烦。

橘皮竹茹汤

【方源】

汉·张仲景《金匮要略》。

【组成】

橘皮 15g，竹茹 15g，大枣 5 枚，生姜 3 片，甘草 6g，人参 3g。水煎服，早晚各一。

【功效】

降逆止呃，益气清热。

【验案】

金朗然母偶发脘疼呕吐。医予温补药，因而不饥不食，二便不行，肌肉尽削，带下如溺。孟英诊之曰：暑伏肺胃耳，其多投温补而不遽变者。以熟地等阴柔腻滞为之挟制也。然津气灼烁而殆尽，阴液奔迫以妄行，治节无权，阳明枯竭。予白虎汤加西洋参、竹茹、橘皮、丝瓜络、石斛、花粉、竹沥、海蜇。连进 20 剂，始解黑矢，各恙渐安。嗣予和肝胃调八脉以善后遂愈。

【按语】

此病例王孟英认为系"阴虚肝阳犯胃"，而"先后温补，欲助肝阳灼烁肺胃阴液"。所以用橘皮竹茹汤加减来益气清热止呕，方中橘皮、竹茹清热止呕，行气和胃；用西洋参易人参

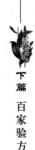

取其气阴两补；白虎汤清肺胃热；加竹沥、海蜇以清热祛痰；石斛、花粉滋阴清热。故收效显著。

芍药甘草汤

【方源】

汉·张仲景《伤寒论》。

【组成】

芍药 12g，炙甘草 12g。水煎两次温服。

【功效】

柔肝和脾，滋阴养血，缓急止痛。

【验案】

朱某，男，17 岁。胃脘阵发性疼痛，近日加重，夜间尤甚，呈抽掣样发作，喜按，饮食无碍，二便正常。舌质淡红，苔薄黄，脉弦略数。诊为急性胃痉挛。处方：白芍 15g，甘草 9g，3 剂。第 1 剂头煎服后痛减，3 小时后煎渣再服，症状消失。仅服 2 剂，痛止而未复发。

《关于加强小方研究应用的 12 个问题》［刘持年，姜静娴.山东中医学院学报，1979，（3）：20］。

【按语】

此为刘持年医案。胃痛喜按，乃虚也；痛而抽掣，拘急也；以舌、脉之象，责之于肝也。故柔肝缓急，是为正治，当用芍药甘草汤。本方用药量少力专，苦甘酸相合，平肝养血，缓急解痉，医家治疗胃脘痛中经常使用，辨证抓住肝脾不和，阴虚血少而致的胃脘拘急作痛时收效良好。

沙参麦冬汤

【方源】

清·吴瑭《温病条辨》。

【组成】

沙参9g，玉竹6g，生甘草3g，冬桑叶4.5g，麦门冬9g，生扁豆4.5g，天花粉4.5g。水煎服，早晚各一。

【功效】

清养肺胃，生津润燥。

【验案】

李某，男，44岁，教师，2007年12月12日初诊。胃脘疼痛10余年。自诉十余年前因劳累过度而致胃脘部疼痛，自服香砂六君丸等药物治疗，症状反反复复，每于秋冬换季之时症状加重。刻诊：患者面部潮红，双唇发干，胃脘隐痛，胃胀，情志不畅则胃脘部灼烤感，后背紧张不适，咽干、咽堵，咽中有痰、质黏，不易咯出。纳可，寐安，二便调，舌红少津，多裂纹，尖点刺，边有小瘀斑，脉沉细略数。辨证为胃阴亏虚，胃失濡养。以滋阴益胃、和中止痛为治法，方选沙参麦

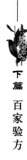

门冬汤加味治疗，具体方药如下：沙参 15g，麦门冬 20g，玉竹 6g，白扁豆 15g，桑叶 6g，天花粉 15g，炙甘草 6g，百合 30g，乌药 10g，丹参 20g，荷叶 10g，郁金 10g，大贝 20g，茯苓 10g，砂仁 10g。

二诊：服药 7 剂，症状略缓，因路远不能及时就诊，又自购 7 剂续服，其痛虽未消失，但逐步减轻，在原方基础上加减治疗半年余而症状悉除，嘱其可于每年换季之时服中药调治，以收未病先防之效。随访至今未再复发。

【按语】

此为袁红霞教授验案。沙参麦冬汤原为吴瑭治疗"燥伤肺胃阴分，或热或咳者"所拟。本例患者为教师，平素工作操劳，暗耗营血，累及胃腑，胃阴不足，失却濡养则胃脘隐痛；阴虚生热，则面部潮红；火灼津液，炼液成痰，则痰少而黏，不易咯出；阴血不足，则血运不畅，瘀血、黏痰阻滞气机，则气行不畅，故可见咽堵；阴血不足上及咽喉口部则咽干唇干；胃本不足，肝气一有怫郁则横逆犯胃，故情志不畅则胃脘部灼烤不适；舌红少津多裂纹，脉沉细略数，均为阴虚之象。故处方以沙参麦门冬汤滋养胃阴；百合、乌药养阴行气止痛；以启膈散润燥降气、开郁散结、化痰活血；诸药合用，滋阴益胃、理气止痛、活血化痰，标本兼顾，虚实并调，而诸症悉除。袁红霞教授调理脾胃不忘紧紧抓住其生理功能的特性。胃为阳明燥土，喜润而恶燥，要恢复胃之通降的功能，则需要补其虚损之阴，故凡肺胃气津两伤、胃失和降之证，如喘咳短气、呕吐、呃逆、嘈杂、舌红少苔、脉虚而数等皆以津气双补法，宜用沙参麦门冬汤治疗。

百合乌药汤

【方源】

清·陈修园《时方歌括》。

【组成】

百合30g，乌药9g。水煎服，早晚各一。

【功效】

滋阴润燥，行气止痛。

【验案】

张某，女，53岁，干部。1993年12月4日初诊。主症：胃脘疼痛10年，曾在山东某医院多次做上消化道钡餐透视及胃镜检查，报告为"萎缩性胃炎"。刻下，胃脘胀痛，食后痛重，嗳气，不反酸，纳食可，口微渴，不欲饮，大便干，小便时热，舌质略红，苔薄白，脉弦细。辨证：胃有湿热，气失和降。治法：清热燥湿，理气和胃。方药：香砂陈平汤合三合汤加减。苍术10g，厚朴15g，陈皮10g，半夏12g，云茯苓10g，香附12g，木香10g，砂仁10g，大腹皮10g，黄连6g，黄芩6g，焦栀子6g，高良姜9g，生百合30g，乌药10g，丹参30g，檀香10g，炒元胡15g，川楝子15g，甘草6g，水煎服。12月8日二诊：服药4剂，胃脘胀减，二便调，仍嗳气，舌质略红，苔薄白，脉弦细，上方加旋覆花（包煎）12g，刀豆子12g，

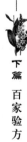

水煎服。12 月 11 日三诊：胃脘痛减，腹胀减，嗳气少，大便稀，日 2 次，舌质略红，苔薄白，脉弦细。上方加山药 30g，扁豆 30g，水煎服。12 月 15 日四诊：服药 4 剂，胃脘痛轻而未彻，腹胀大轻，大便转调，仍嗳气，舌质略红，苔薄白，脉弦细。再以健脾益气，和中降逆为法，方以香砂六君子汤加减：党参 24g，苍、白术各 12g，云茯苓 15g，半夏 12g，陈皮 10g，木香 10g，砂仁 10g，香附 12g，高良姜 10g，黄连 9g，焦栀 6g，生百合 30g，乌药 10g，丹参 30g，檀香 10g，炒元胡 20g，川楝子 20g，山药 30g，扁豆 30g，甘草 6g，水煎服。12 月 25 日五诊：服药 10 剂，胃脘疼痛基本消失，腹胀除，大便调，纳食可，时嗳气，舌质淡红，苔薄白，脉弦细。上方继服 10 剂，嘱其常服香砂六君子丸以巩固疗效。

【按语】

此案例为中有湿热，胃失和降。治当清热燥湿，理气和胃。方中香砂陈平汤行气化湿，健脾和胃。百合汤、金铃子散、丹参饮称为三合汤，陈修园称："以上三方，皆治心胃诸痛，服热药而不效，宜之。"其中百合汤中百合滋阴柔润，《本经》谓其"主邪气腹胀心痛"且防燥湿理气之品温燥耗阴，乌药行气止痛，两药相合润燥相济，金铃子散、丹参饮行气活血止痛，因湿郁化热，再加黄连、栀子以清郁热。药证合拍，悉症毕除。

脾胃气虚型

　　临床表现为食少纳呆，食后脘腹胀闷，大便溏泻，少气懒言，神疲乏力，头晕，面色五华，舌淡苔白，脉缓弱。治法：健脾益气。处方：四君子汤、异功散、六君子汤、小建中汤、黄芪建中汤、桂枝汤、补中益气汤、香砂六君子汤、升阳益胃汤、升阳散火汤、参苓白术散、益气聪明汤、厚朴生姜半夏甘草人参汤。

四君子汤

【方源】

宋《太平惠民和剂局方》。

【组成】

人参9g，白术9g，茯苓9g，炙甘草6g。水煎服。

【功效】

益气健脾。

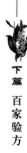

【验案】

刘某，男，75岁，1998年3月9日初诊。自1990年始反复出现胃脘部隐痛不适，每于春秋季发作或加重，经胃镜检查示慢性萎缩性胃炎伴胃窦部黏膜肠化，幽门螺旋杆菌感染。曾先后服用维酶素、吗叮啉、得乐冲剂、庆大霉素等药治疗，效果不佳。故请求中医诊治。来诊时自诉胃脘隐痛，胀满不适，纳差食少，身体消瘦，有时胸闷眠差，大便干燥。舌红、苔薄白，脉弦。病为胃痛，证属热毒内蕴，气机失和，胃络不通。法宜益气健脾，活血解毒。方取四君子汤加减：黄芪、党参、白术、茯苓、蒲公英、乌药、白芍、石斛、丹参、莪术各15g，黄连6g，鸡内金10g，炙甘草8g。

二诊：服药6剂，症状减轻，舌脉同前，药证相合，效不更方，上方继服12剂。

三诊：疼痛减轻，进食改善，但食后仍感胃脘胀满，夜间尤重，舌脉无变化。上方加生三仙各10g，继服12剂。

四诊：胀满隐痛均减轻，大便通畅，睡眠较差，上方加白花蛇舌草、炒酸枣仁各15g，每日1剂，继服2个月。

五诊：胃脘隐痛及胀满均缓解，纳食改善，体重稍有回升，睡眠安寐，舌淡红、苔薄白，脉弦。继服上方，巩固疗效。

末诊：上方连续服用半年，症状无反复，复查胃镜示慢性浅表性胃炎，黏膜活检仍可见部分腺体肠化，未见幽门螺旋杆菌感染。

【按语】

慢性萎缩性胃炎的病机离不开脾胃升降失常，中焦气滞，由气及血，幽门螺旋杆菌感染多属湿热或热毒。因此本案中仍用黄连、蒲公英清热解毒祛其邪；以黄芪、党参、白术、茯苓、甘草益气健脾因其本；再以鸡内金、乌药消食和胃；石斛、白芍、丹参、莪术养阴和中，活血通络。本方标本兼顾，气血两调，配伍精当，故能取得良好效果。

异功汤

【方源】

宋·钱乙《小儿药证直诀》。

【组成】

人参6g，茯苓6g，白术6g，陈皮6g，甘草6g，生姜五片，大枣两个。水煎服。

【功效】

益气健脾，行气化滞。

【验案】

邓某，男，20岁，1984年10月20日。胃痛病史3年余，曾在当地医院做超声波和X线钡餐造影检查诊断为十二指肠球部溃疡。近来胃脘痛闷不适，伴有脘胀，但无呕酸、嗳气，痛无规律性。查胃区有轻压痛，舌淡边有瘀点，苔白，脉弦细。此属胃脘痛之脾虚气滞血瘀，治宜健脾行气、活血化瘀。方选异功散加味，处方：党参12g，茯苓9g，白术9g，香附9g，法半夏9g，陈皮6g，广半夏（后下）6g，

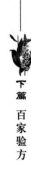

豆蔻仁（打碎、后下）6g，甘草3g。每日1剂，水煎服，共服1个月。另备云南白药4支，蜂蜜500g，香油100g。1985年2月5日复诊：服上方后，胃痛减轻，发作次数减少，无腹胀，原方加北黄芪、怀山药各15g，续服3个月，于同年6月8日，复查X线钡餐透视：十二指肠球部溃疡已修复。病愈。

《沈炎南老中医验案4则》［刘焕兰. 新中医，1994，（8）：5~6］。

【按语】

本例为胃脘痛，乃久病必虚，故以异功散为主健脾益气，但沈氏认为本例，局部溃疡必有炎症、糜烂之瘀滞症状，故多有气滞血瘀之证，常加上行气活血祛瘀之药，如香附、广木香、云南白药。沈氏以云南白药与蜂蜜、香油调制，长期服之，用于十二指肠球部溃疡及慢性胃炎等，屡获满意效果。

六君子汤

【方源】

明·虞抟《医学正传》。

【组成】

人参9g，白术9g，茯苓9g，炙甘草6g，陈皮3g，半夏

4.5g，大枣 12 枚，生姜 3 片。水煎服。

【功效】

益气健脾，燥湿化痰。

【验案】

佘某，男，38 岁，1985 年 4 月 2 日就诊。胃脘痛 7 年余，一周前住某院时经纤维胃镜检查，胃窦部浅表性胃炎。刻诊：胃脘部灼痛，喜按，口苦，反酸，乏力，纳差，舌质红，苔薄黄，脉弦细数。用加味六君子汤合左金丸治之。服药 10 天后，胃脘灼痛、口苦、反酸基本消失，食量增加。后用加味六君子汤调治，30 天后基本痊愈。随访 1 年，未复发。

《加味六君子汤治疗十二指肠球部溃疡》〔王恩元．四川中医，1989，7（2）：20〕。

【按语】

本方补气健脾，化痰降逆。方中党参、茯苓、白术、甘草、陈皮和半夏诸药合用具有补益脾气，滋养胃阴，健助运化之临床功效。六君子汤在减轻胃黏膜病变等方面取得了较好疗效，体现了中医治病求本的特点。

小建中汤

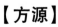

【方源】

汉·张仲景《伤寒论》。

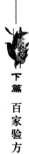

【组成】

桂枝 9g, 炙甘草 6g, 大枣 6 枚, 芍药 18g, 生姜 9g, 胶饴 30g。水煎服。

【功效】

温中补虚, 和里缓急。

【验案】

张某, 男, 42 岁, 1966 年 6 月 10 日初诊。胃脘隐痛反复发作已五年。近症常饥饿时胃脘痛, 恶寒怕冷, 口中和, 不思饮食, 无恶心吞酸, 大便微溏, 日行二次, 下肢酸软。先与附子理中汤治不效, 后细问症, 有汗出恶风, 脉缓, 知为表虚中寒之证, 故与小建中汤: 桂枝 10g, 白芍 18g, 生姜 10g, 大枣 4 枚, 炙甘草 6g, 饴糖 45g, 上服药 6 剂, 胃脘疼已, 但饥饿时偶不适, 大便溏好转仍日二行, 仍服上方。7 月 1 日复诊, 除大便微溏外, 他无不适。

【按语】

本例胃脘隐痛, 饿时痛作, 恶寒怕冷, 大便溏薄, 中焦虚寒也。中焦主脾胃, 为营卫气血生化之源, 中焦虚寒, 生化乏源, 营卫气血不足, 营卫不和, 则伴汗出恶风而脉缓。证属中焦虚寒, 营卫气血不足。先投附子理中汤不效。因附子理中汤重在祛寒, 而本案虚多, 故不效。小建中汤乃桂枝汤倍用芍药, 重加饴糖而成, 既能温中补虚, 缓急止痛, 复能调补阴阳而和营卫, 投之故诸症皆效。

黄芪建中汤

【方源】

汉·张仲景《金匮要略》。

【组成】

桂枝9g，炙甘草6g，大枣6枚，芍药18g，生姜9g，胶饴30g，黄芪5g。水煎服。

【功效】

温中补气，和里缓急。

【验案】

刘浩江医案：陈某，男，49岁，1979年11月4日初诊。慢性胃痛反复发作5年。胃镜检查：胃体黏膜充血，水肿，红白相间，蠕动正常。取活检病理证实，胃窦中度炎症，诊为慢性浅表性胃炎－胃窦炎。用西药抗酸解痉未效，故转中医科诊治。诊见脘腹胀痛，食后尤甚，纳谷欠佳，泛吐清水，手足不温，急躁易怒，苔薄白，脉弦细。证属肝木犯胃，中阳不足，宜温中补虚，疏肝和胃。以基本方加柴胡、香附。5剂胃脘胀痛略减，但余证仍然。继进10剂，食纳增加，吐酸好转。药证相投，前方增损又服56剂，诸症悉平，胃镜复查已正常。迄今未再复发。

《黄芪建中汤加减治疗胃窦炎41例》 [刘浩江．河北中

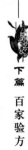

医，1987，（1）：28]。

【按语】

方中黄芪甘温补中；桂枝温阳通络；干姜温中散寒；大枣、甘草益气补虚，调和诸药；芍药、胶饴缓急止痛；柴胡、香附疏肝行气解郁。共奏温中补虚，疏肝和胃之功。

桂枝汤

【方源】

汉·张仲景《伤寒论》。

【组成】

桂枝9g，芍药9g，甘草6g，生姜9g，大枣3枚。水煎服，啜热粥温覆取微汗。

【功效】

解肌发表，调和营卫。

【验案】

罗某，男，50岁。1976年3月6日初诊，右上腹疼痛五六年，最近两年来病情加重，甚则每天持续疼痛不止，痛则出汗，喜热喜按。经鼓楼医院胃镜检查为慢性萎缩性胃炎，食道中段息室。病理报告为中度萎缩性胃炎，十二指肠球部、胃底小弯黏膜组织示轻度慢性炎症。脉沉弦，舌淡苔白，唇紫。中虚气滞，拟调中和胃治之。潞党参15g，炒当归9g，川桂枝

3g，杭白芍 9g，法半夏 9g，广木香 5g，广陈皮 6g，炙甘草 3g。

1977 年 1 月 19 日二诊，上方连服二百余剂，胃痛明显减轻。在鼓楼医院复查胃镜：慢性萎缩性胃炎。病理报告：胃窦大弯，胃体后壁黏膜组织，胃体小弯为轻度萎缩性胃炎。上方去半夏、木香，加红花 9g，乌梅炭 5g。

6 月 13 日三诊，患者来信云：上方又服 150 剂，胃疼未作，症情稳定，唯出汗较多。原方加生姜 2 片，大枣 5 枚，调和营卫，以资巩固。药后来信称：出汗明显减少，胃痛未作。12 月 30 日，胃痛已除，形体较前为胖，饮食，二便正常。并于 1978 年 1 月 2 日再往鼓楼医院作胃镜检查，原萎缩性胃炎已消失。病理报告：仅见胃小弯重度浅表性胃炎。仍以原方嘱其间断服之，以冀巩固。

【按语】

此案例为中焦虚损，兼有气滞血瘀之胃痛，治以调和营卫之桂枝汤，方中桂枝、芍药一散一收，内调营卫；芍药、甘草和营止痛；生姜、大枣补脾和胃，调和营卫。加党参、当归以补气血，木香、陈皮以调气滞。故药证合拍，悉症毕除。

补中益气汤

【方源】

金·李杲《内外伤辨惑论》。

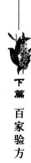

【组成】

黄芪 18g，炙甘草 9g，人参 6g，当归 3g，橘皮 6g，升麻 6g，柴胡 6g，白术 9g。水煎服。

【功效】

补中益气，升阳举陷。

【验案】

郝某，男，37 岁，1989 年 4 月 3 日就诊。胃脘疼痛，痞满，食后尤甚 1 年余。伴嗳气，时或反酸吐食。经地区医院做肝功能化验、B 超检查：肝、胆囊、脾均正常。胃镜检查诊断：慢性萎缩性胃炎。服用胃酶素等，未见显效。试求中医治疗。刻下：胃脘疼痛、痞满，伴纳差，乏力，大便下坠不畅。舌淡苔白厚腻，脉弦缓。证属脾虚、气滞、食积。治宜扶脾理气，消食和胃。方用加味补中益气汤加五灵脂 10g，半夏 10g，白头翁 15g，丁香 6g。服药 3 剂，胃脘疼痛、痞满缓解，嗳气吐食消失，纳增，大便同前。原方稍加化裁续服 9 剂，胃脘疼痛、痞满消失，饮食如常，大便调畅，精神振奋。随访半年未曾复发。

《加味补中益气汤治疗慢性胃火 34 例》[张治祥．陕西中医，1991，12（3）：129]。

【按语】

方用党参、黄芪补中益气，白术健脾和胃，当归补血，陈皮健脾益气，升麻、柴胡升举清阳，甘草益气调和诸药。诸药共用，可调补脾胃，升阳益气。

香砂六君子汤

【方源】

清·罗美《古今名医方论》。

【组成】

人参 3g, 白术 6g, 茯苓 6g, 甘草 2g, 陈皮 2.5g, 半夏 3g, 砂仁 2.5g, 木香 2g, 生姜 6g。水煎服。

【功效】

益气健脾, 行气化痰。

【验案】

吴致中医案: 范某, 男, 60 岁, 1992 年 9 月 6 日就诊, 因十二指肠球部溃疡反复出血, 于 1 个月前行胃大部切除术。术后一直表现为胸闷脘痞, 口淡乏味, 纳谷不香, 食入腹胀, 大便溏薄, 形瘦神疲, 面色无华, 白昼神思困倦, 入夜则失眠所梦, 苔薄舌淡, 脉细弱。良因术后中州虚馁, 心脾失养, 治拟健脾助运, 消食和胃。方用: 炒党参 10g, 焦白术 10g, 法半夏 10g, 陈皮 10g, 焦山楂 10g, 白茯苓 15g, 广木香 6g, 砂仁 (后下) 2g, 炙甘草 6g, 炒麦芽 15g, 谷麦芽 15g。连服 10 剂, 胸腹渐觉宽畅, 纳谷增加, 精神见爽, 唯夜寝较差, 原方加炒枣仁 10g, 夜交藤 30g。半月后, 眠食俱佳, 面色转红润, 乃停汤剂, 改用香砂六君丸、归脾丸分别于早、晚各服 6g。

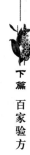

半年后，胃纳已恢复术前水平，形体丰腴。胃镜复查，残胃黏膜正常，吻合口通畅。

《调理脾胃法在胃切除术后的应用体会》[吴致中．四川中医，1994，12 (7)：13]。

【按语】

本方助运消食，健脾和胃。党参、白术、茯苓健脾益气；陈皮、木香、半夏理气和中；砂仁、麦芽、谷芽、山楂消食化积。诸药同用，有健脾以助运，消食而和胃之效。

升阳益胃汤

【方源】

金·李杲《内外伤辨惑论》。

【组成】

黄芪 30g，半夏 15g，人参 15g，炙甘草 15g，独活 9g，防风 9g，白芍 9g，羌活 9g，橘皮 6g，茯苓 5g，柴胡 5g，泽泻 5g，白术 5g，黄连 1.5g，生姜 5 片，大枣 2 枚。水煎服。

【功效】

益气升阳，清热除湿。

【验案】

患者，女，62 岁，胃脘疼痛反复发作 6 年，加重 2 天，于 1994 年 11 月 12 日入院。近 6 年常因受寒或进寒冷食物而诱发胃脘痛，经常服用盖胃平、乐得胃、三九胃泰等药物，症状时轻时重。2 年前因外出受寒胃痛加重。刻诊：胃脘痛持续不断，时恶心，吐少量酸水，脉细滑。胃镜示：萎缩性胃炎。治则：升阳益胃，散寒温中。方取升阳益胃汤加干姜 9g，服 3 剂后胃痛减轻，能进少量半流质饮食，但食后胃脘胀满、恶心。上方加吴茱萸 6g，与黄连相配伍降逆止呕，再进 6 剂，胃痛大减。仅于夜间子时脘腹疼痛，泄泻，泻后痛减。上方加益智仁 30g，暖脾温肾止泻，又进 9 剂，上述症状基本消失。考虑患者病史较长，遂将上方制成丸剂，每丸 9g，每次 1 丸，每日 2～3 次，持续服用 60 天，胃镜复查黏膜炎症明显好转。1995 年 10 月因糖尿病就诊言胃病未复发。

《升阳益胃汤治疗脾虚型慢性胃炎 74 例》［董桂英，赵世词．山东中医杂志，1996，15（8）：350］。

【按语】

方用人参、茯苓、白术、甘草四君补中健脾以治本；用黄芪、人参补脾益气，增强机体的抗病能力；配伍半夏、陈皮、泽泻、黄连燥湿和中以助脾阳；柴胡、防风、羌活、独活不仅能祛风散寒理气，且能升发阳气，使脾胃升降有序；柴胡、陈皮疏肝行气；泽泻导湿热下行；白芍、甘草酸甘化阴、缓急止痛；生姜、大枣健脾和胃，调和营卫。诸药合为升发阳气，补益脾胃之良方。

升阳散火汤

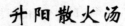

【方源】

金·李杲《脾胃论》。

【组成】

升麻 15g，葛根 15g，独活 15g，羌活 15g，白芍 15g，人参 15g，炙甘草 9g，柴胡 9g，防风 7.5g，生甘草 6g。水煎服。

【功效】

升阳散火。

【验案】

患者，男，58 岁，于 2004 年 7 月 28 日初诊。胃脘及两胁隐隐胀痛 3 个月。时常唇干裂，口黏，咽干，头晕，呃逆频，下午三点左右背部发热，食欲欠佳，乏力，寐可，大便不调，时溏时干，1~2 次/天。舌暗胖尖红，边有齿痕，苔薄白，脉弦。证属火郁胃痛。以升阳散火汤为主治疗，辅以逍遥散调和肝脾。服药两周，火郁之症基本消失，肝脾不调亦有缓解。唇咽干燥，背部发热，头晕均明显缓解。胃脘两胁胀痛好转，大便调，1 次/天。

【按语】

此为袁红霞教授验案。食欲欠佳，乏力，口黏，大便时溏，舌胖、边有齿痕，主脾虚有湿；脾虚日久导致脾阳不升，阳郁于中焦，郁而化火，故唇干、咽干、背部发热、头晕、舌红。本例胃痛由火郁而致，故不得用苦寒直折火邪的药物，恐冰伏其邪，凝结气机，使热不得外越而内陷，变生他证。治宜顺应火性炎上，喜升发而恶抑遏之特性，以升麻、柴胡、羌活、防风类升散之品，顺其性而扬之，因其势而导之。升阳散火汤药证相合，故应手取效。

参苓白术散

【方源】

宋《太平惠民和剂局方》。

【组成】

莲子肉 500g，薏苡仁 500g，缩砂仁 500g，桔梗 500g，白扁豆 750g，白茯苓 1000g，人参 1000g，甘草 1000g，白术 1000g，山药 1000g。上为细末，枣汤调下。

【功效】

益气健脾，渗湿止泻。

【验案】

李某，女，40 岁，1999 年 3 月 6 日就诊。间断上腹胀满、纳差 3 年，加重 2 月。三年来常感上腹饱胀不适，不思饮食，曾多次在个体诊所治疗，疗效不能持久。胃镜示：浅表性胃炎，肝功正常。查体：精神倦怠，上腹部剑突下压痛，舌淡、

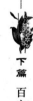

苔厚腻。考虑脾虚湿胜，给予健脾补气，祛湿消胀。治疗：党参、白术、薏米各 20g，云茯苓、山药各 15g，桔梗、砂仁、莲子仁、白扁豆、佐厚朴各 10g，服 5 剂后症状基本好转，继服 6 剂巩固疗效，嘱其注意饮食调理，随访 1 年复发。

《参苓白术散治疗慢性病举隅》[贾金花，唐苏. 陕西中医，2002，23（1）：76]。

【按语】

此为贾金花验案。本方重点界限在于"虚"和"湿"。治法立方自然也不离其二。本方治证由脾虚夹湿所致。脾胃虚弱，则运化失职，湿自内生，气机不畅，故饮食不化，胸脘痞闷，肠鸣泄泻。脾失健运，则气血生化不足，肢体失于濡养，故四肢无力，形体消瘦，面色萎黄。治宜补益脾胃，兼以渗湿为法。综观全方，补中有行，行中有止，升降并用，补而不滞，行而不泄，温而不燥，药力平和，是一首补气健脾，和胃渗湿，兼可益肺之良方。

益气聪明汤

【方源】

金·李杲《东垣试效方》。

【组成】

黄芪 15g，甘草 15g，人参 15g，升麻 9g，葛根 9g，蔓荆子4.5g，白芍3g，黄柏3g。水煎服，早晚各一。

【功效】

益气升阳，聪耳明目。

【验案】

王某，女，41岁，2003年3月4日初诊。病志号：03030439。胃痛反复多年，饮食不慎和疲劳过度往往诱发，西医诊断为胃下垂、肥厚性胃炎。现胃脘坠胀而痛，进食后加重，兼见失眠，体瘦乏力，头麻木，口黏，时腹泻，舌质淡，脉细缓略迟。此系脾胃虚寒以气虚为重之证，应治以益气健脾，温胃止痛。处方：人参15g，黄芪30g，焦白术15g，陈皮15g，茯苓25g，干姜10g，枳壳15g，炙甘草15g，升麻10g，葛根15g，7剂。嘱食后仰卧20分钟，禁生冷食物，注意休息，忌劳累。

3月11日二诊：服药不泻，胃痛略轻，舌淡苔白，脉同上。上方加砂仁15g，7剂。

3月18日三诊：上述症状已减轻，眠差，上方加五味子10g，7剂。

3月25日四诊：明显好转，饮食有增。继以上方调理月余而康。

【按语】

此案例为食伤劳倦，脾胃虚寒，胃运不健。方用益气升阳之益气聪明汤加减。黄芪、人参、炙甘草益气升阳健脾，升麻、葛根益气止泻，加白术增健脾之效，陈皮、茯苓健脾除湿安神，枳壳行气宽胸除胀，干姜温中散寒，共奏益气健脾，温胃止痛之功。

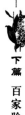

厚朴生姜半夏甘草人参汤

【方源】

汉·张仲景《伤寒论》。

【组成】

厚朴（炙，去皮）24g，生姜24g，半夏（洗）12g，炙甘草6g，人参3g。水煎服。

【功效】

健脾温运，宽中除满。

【验案】

李某，女，46岁，1999年6月25日初诊。胃脘及腹部胀满6个月。患者于同年1月因饮食不节出现胃脘部胀满，食后加剧，二便调畅，无反酸、恶心、呕吐，月经正常。胃镜检查示：萎缩性胃炎。B超查肝、胆、脾、胰、双肾、子宫及附件均无异常。西医诊断：萎缩性胃炎。中医诊断：胃脘痛。予以阿莫西林，每次1g；奥美拉唑，每次20mg；克拉霉素，每次0.5g；均每天2次，口服。治疗1月无效，并出现中下腹部胀满而改服中药，曾服六君子汤、半夏泻心汤等不效。诊见：脘腹胀满，喜温喜按，舌淡胖、苔薄白腻，脉缓弱。证属脾虚气滞。治宜健脾温运，行滞除满，方用厚朴生姜半夏甘草人参汤。处方：法半夏、厚朴、生姜各15g，炙甘草10g，党参5g。每天1剂，水煎服。服3剂，矢气颇多，连服15剂，诸症消失。随访1年未复发。

《厚朴生姜半夏甘草人参汤新用》 [曹生有. 新中医，2005，37（8）：84]。

【按语】

此为曹生有验案。本例脘腹胀满，原为饮食过量，停积引起，此时脾胃已伤。脾受伤而失去健运，气机与痰湿壅滞，因而依然腹胀，但病初时之腹胀与此时之腹胀病机截然不同，前者以食积为主，后者以脾虚为主，症见面色黄，食欲不振，兼见舌脉之象，投厚朴生姜半夏甘草人参汤，以厚朴宽中下气消胀，生姜通阳散饮和胃，半夏燥湿涤痰开结，参、草益脾而助而运化，诸药合用，消补兼施，颇宜此证。

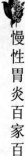

脾胃阳虚型

临床表现为胃痛隐隐，喜温喜按，空腹痛甚，得食痛减，泛吐清水，纳差，神疲乏力，甚则手足不温，大便溏薄，舌淡苔白，脉虚弱或迟缓。治法：温中健脾。处方：大建中汤、理中丸、附子理中汤、乌头桂枝汤、乌头赤石脂丸、枳实薤白桂枝汤、实脾饮。

大建中汤

【方源】

汉·张仲景《金匮要略》。

【组成】

蜀椒6g，干姜12g，人参6g，胶饴30g。水煎服，如一炊顷，可饮粥二升，后更服，当一日食糜，温覆之。

【功效】

温中补虚，降逆止痛。

【验案】

谢某，女，57 岁，1980 年 8 月 30 日初诊。患者素有胃脘痛，现患者蜷卧床上，颜面潮红，上腹痛剧，时而彻背喜按，胸闷气促，胸背部畏寒，汗出，四肢畏寒，心中不适，恶心，气短，口中淡，二便无所苦，舌苔薄白黄，根部稍厚，脉细弱。根据脉症分析，此乃中阳虚衰，阴寒内盛，寒凝气滞，攻窜作痛。治以温中祛寒，补虚降逆。大建中汤加味。处方：党参 20g，川椒 8g，干姜 4g，桂枝 8g，白芍 12g，炙甘草 6g，大枣 5 枚。

二诊：服药 1 剂后，胃痛即止，畏寒减轻，汗出减少。

【按语】

盖因中阳虚衰，阴寒内盛，故胃脘疼痛彻背；阴寒上逆，故恶心欲呕，胸闷气促；脾胃虚寒，饮食难化，故疼痛阵阵加剧；中气虚衰，故气短乏力；卫阳不顾则汗出。治予温中逐寒，扶脾益气法。方用大建中汤加味。方中川椒、桂枝、干姜温中祛寒通阳，党参、大枣、炙甘草益气扶脾，白芍缓急止痛。诸药合用，脘腹痛消失，药到病除。随访 2 年，胃痛未发。

理中汤

【方源】

汉·张仲景《伤寒论》。

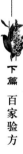

【组成】

人参 90g，干姜 90g，炙甘草 90g，白术 90g。温开水送服，水煎服。

【功效】

温中祛寒，补气健脾。

【验案】

张某，男，34 岁，1986 年 12 月 4 日就诊。患胃脘疼痛 3 年余，进凉食则胃痛发作，用一般解痉药无效，需肌肉注射杜冷丁方能缓解。上消化道钡餐透视提示：胃扭转。刻下：胃脘疼痛且撑胀，食欲不振，畏寒肢冷，时吐清水，大便溏泄，舌暗红，苔薄白，脉细迟缓。诊为脾胃虚寒，瘀血阻络。治以健脾温中，活血止痛。方用理中汤加减。服 3 剂后胃脘痛大减，吐清水止。效不更方，继服 5 剂，痛止，诸症悉除。上消化道钡餐透视复查正常。继服理中丸以巩固疗效。后每至冬季用羊肉加生姜煮汤常服，随访至今未复发。

《胃扭转治验》[袁昌华. 四川中医，1993，11 (1)：33]。

【按语】

本方温中祛寒，补气健脾，活血止痛。方中党参、白术、甘草补脾益气，炮姜、高良姜温中散寒，五灵脂、元胡理气活血。诸药合用，可使中阳得运，寒湿自散，瘀化气畅，脘痛自止。

附子理中汤

【方源】

宋《太平惠民和剂局方》。

【组成】

人参 9g，白术 9g，干姜 9g，甘草 6g，附子 9g。水煎服，早晚各一。

【功效】

温阳驱寒，益气健脾。

【验案】

王某，男，54 岁。1991 年 3 月 18 日就诊。病人经常呃逆不舒，遇寒则重，重则呃逆连连而低沉，睡眠、饮食受影响。近日来，饮食渐减，日食不到半斤。查之面色萎黄，形体瘦弱，双手按胸，懒于言语，舌质淡，体胖，苔薄白，脉沉弱难触及。脉症合参，乃属脾胃虚寒，中气不守，上逆动膈所致。处方：人参 9g，干姜 6g，白术 9g，熟附子（先煎）12g，丁香 6g，柿蒂 5 枚，炙甘草 6g，水煎服。上药服 1 剂后，呃逆明显减轻，3 剂后呃逆基本控制，后调理脾胃，胃气渐复，经年之苦得除。

【按语】

本案为赵清理验案之一。《素问·经脉别论》曰："饮入

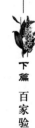

于胃，游溢精气，上输于脾，脾气散精。"脾胃为后天之源，气血生化有赖之于此，病久脾胃受损，水谷精微失于布散，四肢肌肉失于濡养，则见面色萎黄，形体瘦弱，懒于言语，舌质淡，体胖等脾气虚弱之症。遇寒加重，阳虚之症。故以附子理中汤温脾阳，益气祛寒。经曰"寒者热之"，"虚则补之"。方中干姜、附子辛热温中祛寒，助阳；人参、白术、甘草益气温中补虚。诸药相合，共奏温中驱寒，补气健脾之功。加丁香、柿蒂仿丁香柿蒂汤之义止呃降逆，相须相使也。

乌头桂枝汤

【方源】

汉·张仲景《金匮要略》。

【组成】

乌头 6g，桂枝 10g，白芍 10g，大枣 5 枚，甘草 6g，生姜 3 片。水煎服，早晚各一。

【功效】

温中散寒，止痛。

【验案】

王某，女，40 岁。1990 年 1 月 3 日初诊。胃脘疼痛 30 余年，加剧 1 年。自幼即胃脘疼痛，30 余年多方治疗，时轻时重，终未根治。近年来加重，曾在某院手术治疗，术后痛反增剧，持续性疼痛，阵发性加剧，发作时翻滚呼号，如历酷刑。迭经更医，竟无寸效，患者遂有弃生念头。刻诊：胃脘胀闷疼痛，波及右胁，掣于肩背。昨夜剧烈发作 2 次，痛如刀绞，令人窒息。伴有口苦，食后呃逆频作。大便干燥，2~3 天一行。病人泣诉剧烈发作，冬季较频，局部拘挛胀闷引及少腹，有欲小便感，必登厕解溲，历时 1~6 小时，用"阿托品"后暂轻缓，少时复痛如故，舌淡红暗，苔薄白腻，脉沉细无力。证属寒瘀内凝之胃脘痛，治宜温中散寒，化瘀止痛。处方：桂枝 8g，白芍 15g，炙甘草 5 片，附子（先煎）8g，枳实 10g，香附 10g，延胡索 10g，丹参 18g，檀香 6g，砂仁 8g，炒川楝子 10g，虎杖 10g，3 剂，水煎服。

复诊：药后胃脘疼痛略减，纳食觉香，矢气频转而便通，余症如前。拟上方加川乌（先煎）4g，细辛 3g，虎杖改为 12g，6 剂。

三诊：药后疼痛发作频率明显降低，程度减轻，可以忍耐，呃逆未作，仍以上方继服 30 余剂，疼痛逐渐消失。

2 月 15 日，患者一展愁容，疼痛已除。为巩固疗效，处方：川乌 6g，细辛 4g，附子（先煎）10g，桂枝 10g，炙甘草 6g，生姜 3 片，白芍 15g，延胡索 10g，乌药 10g，砂仁 8g，降香 8g，薏苡仁 30g，桑寄生 15g，香附 10g，7 剂。1 年后随访，云病未复发，身体康健。

【按语】

本案为杜雨茂临床验案之一。病人胃痛剧烈，且冬日频作，舌淡红，苔白不黄，为寒凝胃脘所致；久病入络成瘀，见绞痛、舌暗；气机不畅，气滞胃脘则胀痛，呃逆频作。故杜雨茂教授取乌头桂枝汤为主方温中散寒止痛，加味活血化瘀、行气之药。本病胃脘胀痛波及右胁、口苦、大便干燥似为大柴胡汤证，然复诊后矢气频转而便通则说明非热秘，而属气滞阳虚，不能温化运化糟粕之便秘，应注意鉴别。

乌头赤石脂丸

【方源】

汉·张仲景《金匮要略》。

【组成】

乌头6g，附子10g，川椒10g，干姜12g，赤石脂30g。水煎服，早晚各一。

【功效】

逐寒止痛，温中和胃。

【验案】

项某，女，47岁。1978年3月27日初诊。胃脘疼痛，每遇寒或饮冷而发，发则疼痛牵及背部，绵绵不已，甚或吐酸，大便溏泄，曾温灸中脘而得缓解，脉迟苔白，以丸药缓进。川乌9g，白术15g，川椒9g，高良姜9g，干姜12g，附子9g，甘草9g，党参15g，煅瓦楞子30g，赤石脂30g，上方研末，和匀再研极细，每日服2次，每次2克开水吞服。随访，服药后，胃痛明显减轻，少发，大便成形，后继服1剂而痊愈。

【按语】

《金匮要略》："心痛掣背，背痛掣心，乌头赤石脂丸主之。"本例胃脘疼痛，牵及背部，且遇寒或饮冷而发，温灸中脘而得缓解，属于阴寒痼冷凝滞胃脘所致，故以乌头赤石脂丸温中散寒、止痛和胃。大便溏泄，绵绵不已为脾虚症状，加用白术、甘草、党参仿四君子汤之义补虚健脾；瓦楞子制酸，煅用增强效果。

枳实薤白桂枝汤

【方源】

汉·张仲景《金匮要略》。

【组成】

枳实 12g，厚朴 12g，薤白 9g，桂枝 6g，瓜蒌 24g。水煎服，早晚各一。

【功效】

宽胸散结下气，化痰泻浊。

【验案】

患者去年秋天发病，由饭后恼怒引起，当时即感饮食停于心下，噎嗝不舒，胸脘痞满，嗳气不畅，腹胀，二便不爽，似乎上下一身之气不通。饮食不下，谷入胀加。日渐萎弱神疲。现以胸脘痞满为甚，气塞腹痛，大便不行，睡眠饮食不安。脉弦滑，舌色晦滞，苔腻罩灰。分析当快胸下气，化痰泄浊。枳实薤白桂枝汤加味。枳实 10g，厚朴 10g，桂枝 7g，薤白 10g，瓜蒌 15g，姜半夏 10g，黄连 4g，陈皮 7g，茯苓 10g，苏梗 10g，萝卜片 100g，10 剂。病情好转，效议出入，廓清余邪。原方加减又进 7 剂。此后停药，以谷芽、麦芽、玫瑰花泡水代茶，理气和胃收功。

【按语】

《金匮要略》曰："胸痹心中痞，留气结在胸，胸满，胁下逆抢心，枳实薤白桂枝汤主之。"本证情志失调气机郁滞，气滞与痰湿互结，而成胸中胀满之症。此患者胸脘痞闷，欲嗳不畅；二便不爽，苔腻罩灰，脉弦滑均为痰气互结之象，治宜宽胸散结下气，化痰泻浊。故用枳实、厚朴行气散结，消痞除满；瓜蒌豁痰宽胸畅膈；薤白、桂枝通阳散结。本证虽无胸痹，枳实薤白桂枝汤亦可用之，取其"谨守病机"之义。

实脾饮

【方源】

《重订严氏济生方》。

【组成】

厚朴 30g，白术 30g，木瓜 30g，木香 30g，草果仁 30g，大腹皮 30g，附子 30g，白茯苓 30g，干姜 30g，炙甘草 15g，生姜 5 片，大枣 1 枚。水煎服。

【功效】

温阳健脾，行气利水。

【验案】

李某，60 岁，1981 年 8 月 7 日初诊。症见胃脘胀痛，不思饮食，恶心干呕，便稀味臭，口干舌涩，舌淡，苔厚腻，脉弦滑。处方：藿香6g，元参6g，麦门冬4.5g，陈皮3g，砂仁3g，木香2.1g，大腹皮3g，川芎1.5g，炒枳壳4.5g，紫苏2.1g，炒青皮4.5g，干姜1片，灯心草1g。8 月 10 日复诊，诸症减轻，脘腹已舒，饮食尚可。

【按语】

干姜温脾寒，大腹皮利脾湿，木香、青皮、紫苏、枳壳导脾满，藿香化湿，麦门冬养阴生津以补胃之阴虚。诸药合用，共调胃脘胀痛，湿滞中阻。

寒热错杂型

临床表现为胃脘痞满或痞硬，时有胃脘灼热、嘈杂隐痛、痛则喜按，口淡多涎，或口苦、口干不欲饮，或喜温饮；可伴有嗳气呃逆、反酸，或咽痛、便结，稍食热性食物易致上火；舌质或淡胖嫩或稍红，苔黄白相兼，脉沉细或略弦。治法：辛开苦降，和胃消痞。处方：半夏泻心汤、生姜泻心汤、甘草泻心汤、附子泻心汤、黄连汤、乌梅丸、柴胡加龙骨牡蛎汤、柴胡桂枝干姜汤、枳实消痞丸、干姜黄芩黄连人参汤。

半夏泻心汤

【方源】

汉·张仲景《伤寒论》。

【组成】

半夏9g，黄芩9g，干姜9g，人参9g，炙甘草9g，黄连3g，大枣5枚。水煎服，去渣再煎。

【功效】

平调寒热，和胃降逆消痞。

【验案】

张某，男，素嗜酒。1969 年发现呕吐，心下痞闷，大便每日两三次，不成形。经多方治疗，效果不显。其脉弦滑，舌苔白，辨证为酒食伤胃，郁而生痰，痰浊为邪，胃气复虚，影响升降之机，而上见呕吐，中见痞满，下见腹泻。治以和胃降逆、祛痰消痞为主。拟方：半夏 12g，干姜 6g，黄芩 6g，黄连 6g，党参 9g，炙甘草 9g，大枣 7 枚。服 1 剂，大便泻下白色痰涎甚多，呕吐十去其七。又服 1 剂，则痞利皆减。凡 4 剂痊愈。

【按语】

心下痞满，多考虑为泻心汤证和旋覆代赭汤证。《金匮要略·呕吐哕下利病脉证并治》曰："呕而肠鸣，心下痞者，半夏泻心汤主之。"本病寒热错杂于中，脾胃升降失职，中焦气机痞塞，以恶心、痞满、肠鸣为主症，故以半夏泻心汤辛开苦降，寒温并用，使心下痞满得解。本方去渣再煎，意在使药性和合，作用和调。

甘草泻心汤

【方源】

汉·张仲景《伤寒论》。

【组成】

黄芩9g，黄连3g，半夏9g，甘草12g，干姜9g，人参9g，大枣12g。水煎服。

【功效】

平调寒热，健脾补中。

【验案】

霍某，男，35岁，1974年5月21日初诊。患者胃脘部疼痛已有四年之久，曾被诊断为慢性胃炎及球部轻度溃疡，服药暂得缓解，终未痊愈。近一年来病情严重，疼痛时有灼热感，胸胁满闷，饮食减少，嗳气频频，腹中鸣响，形神疲乏，饥则痛甚，食热食甘则痛缓，舌质淡，尖边略红，苔薄腻而略黄，脉沉弦无力。此为肝郁脾虚，湿滞热壅，寒热互见，升降失和。治用疏肝健脾，燥湿清热法，以甘草泻心汤加木香、佛手，投服5剂。服后其病若失，唯有纳谷尚差，遇刺激时胸胁尚感饱闷，又加入鸡内金、谷芽、白芍、隔山撬等，再服5剂。至今随访，未再复发。

【按语】

此为梁惠光医案。"谷不化，腹中雷鸣，心下痞硬而满，干呕，心烦，不得安。"诸症皆因寒热互结于中，脾胃虚弱较甚，水谷不化所致，符合甘草泻心汤病机。方中重用炙甘草，取其甘温补中，健脾和胃；干姜、半夏、黄芩、黄连仿半夏泻心汤之意辛开苦降，寒热并调，诸药合则脾胃健中土得复，寒热调则阴阳平，"阴平阳秘"则诸症皆安。

附子泻心汤

【方源】

汉·张仲景《伤寒论》。

【组成】

黄芩3g，黄连3g，大黄6g，附子（先煎）3g。水煎服。

【功效】

平调寒热。

【验案】

罗某，男，31岁，1991年4月24日下午4时初诊。患者既往有慢性胃炎及十二指肠溃疡病史，入院前一天因进食不当，突感胃脘嘈杂，脘痞不适，心悸，恶心，呕吐，始为胃内容物，继则呕血，共呕吐7次（为咖啡色液及鲜红血）共约1000ml，大便下血，色紫如柏油样，此刻患者眩晕欲扑，面色苍白。急诊入院。检验：Hb40g/L，大便隐血（＋＋＋），测血压7/4kPa，立即给止血芳酸等治疗，并输血，血压稳定。次日，自感胸脘痞闷，干呕不止，并排柏油稀便2次，症见消瘦神疲，胸闷，面色浮红，汗出，形寒肢冷，口干口苦，口唇干裂，舌质红绛，苔黄腻而粗糙，脉细数。证属阳明积热，虚火上炎，络血外溢，呕血后又见虚阳外越，气虚不固，形成上热自热，下寒自寒。急以泻心汤釜底抽薪，清泻阳明积热，下

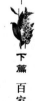

降无形之气，配附子温阳固脱。处方：附子、大黄、黄芩各10g，黄连6g。连服3剂，药后呕血即止，精神好转，胸闷消失，大便转黄，食欲增进。改方连服12剂，诸症消失。

【按语】

《医学原理》曰："血热者，阳气陷于血中，血因而热。""阳盛则火动，火动则载血上行。"本案阳明火热炽盛，灼伤血络而成呕血，故治以泻心汤清其上热，热清血自止，呕血后又见消瘦神疲，面色浮红，汗出，形寒肢冷等虚寒之症，故加用附子回阳救逆，温补真阳，使热清阳达。诸药寒热并用，攻补兼施而获效。

生姜泻心汤

【方源】

汉·张仲景《伤寒论》。

【组成】

黄芩9g，黄连3g，半夏9g，甘草9g，干姜3g，生姜12g，人参9g，大枣12枚。水煎服。

【功效】

利水消痞，平调寒热。

【验案】

胡某，男。患慢性胃炎，自觉心下有膨闷感，经年累月饱食后嗳生食气，所谓"干噫食臭"；腹中常有走注雷鸣声，形体瘦削，面少光泽。脾胃机能衰弱，食物停滞，腐败产气，增大容积，所谓"心下痞硬"；胃中停水不去，下走肠间，所谓"腹中雷鸣"。以上种种见症，都符合仲景生姜泻心汤证，疏方：黄芩9g，黄连3g，半夏9g，炙甘草9g，干姜3g，生姜12g，党参9g，大枣4枚。以水8盅，煎至4盅，去渣再煎，取2盅，2次分服。一周后，所有症状基本消失，唯有食欲不振，投以加味六君子汤，纳食渐佳。

【按语】

《伤寒论》："伤寒汗出解之后，胃中不和，心下痞硬，干噫食臭，胁下有水气，腹中雷鸣，下利者，生姜泻心汤主之。"脾虚不运，胃气上逆，脾胃虚弱不能消谷而谷不化，积滞腐败蕴热更兼水气内停，中焦气机逆乱，浊气不降见干噫食臭；水饮内停，停于胃肠则流动激荡，而见腹中雷鸣。本证为胃虚水饮食滞致痞，故以生姜泻心汤治之。方中重用生姜和胃降逆，宣散水气而消痞，为君药。

黄连汤

【方源】

汉·张仲景《伤寒论》。

【组成】

黄连10g，甘草10g，干姜10g，桂枝10g，人参6g，半夏

10g，大枣 5 枚。水煎服，早晚各一。

【功效】

清上温下，和胃降逆。

【验案】

宋文波，男，26 岁。2008 年 11 月 12 日初诊。主诉：胃痛 1 月余。因情志因素引起胃痛，饭后尤甚，喜按，口干晨起明显，平素手脚凉，情志易怒，纳寐可，大便成形，日一次，小便调。（今日感冒，头晕，鼻塞，鼻涕黄稠）舌质偏红，苔黄腻，脉沉细微数。处方：黄连 15g，炙甘草 10g，干姜 10g，桂枝 15g，党参 10g，半夏 15g，大枣 5 枚，白芍 30g，7 付。复诊：胃痛消失，现左胁轻微刺痛，饭后胃胀，纳寐可，二便调。舌红苔黄厚，脉沉细缓。上方加川楝子 10g，苍术、白术各 10g，7 付后患者症状基本消失，嘱其注意饮食调理，随访未发。

【按语】

此为袁红霞教授验案。黄连汤是治疗寒热错杂的名方。胃痛、喜揉是脾胃虚寒所致，脾胃虚弱，饮食后加重脾胃负担，故饭后尤甚；舌质偏红、苔黄腻、脉数为热象；口干为热盛伤津所致。本病寒热错杂，故以黄连汤平调寒热，和胃降逆。黄连、干姜一寒一热，二药配伍，辛开苦降为君药。桂枝辛温散寒，宣通上下之阳气。半夏降逆和胃止呕，加甘草、党参、大枣益气和中。诸药寒热并调，症机相符故胃痛止。二诊胁痛加川楝子疏肝，苍术、白术化湿健脾以消苔腻。

乌梅丸

【方源】

汉·张仲景《伤寒论》。

【组成】

乌梅 30g，附子（先煎）6g，细辛 3g，干姜 10g，黄连 10g，当归 10g，蜀椒 10g，桂枝 10g，人参 10g，黄柏 10g。乌梅用醋泡一夜，水煎服，早晚各一。

【功效】

平调寒热，清肝温胃。

【验案】

徐某，男，40 岁。胃脘疼痛一年，其痛上抵心口，脘腹自觉有一股凉气窜动，有时变为灼热之气由胃上冲咽喉。在医院检查，诊为"慢性浅表性胃炎"，经服用中药、西药，收效不明显。病人饮食日渐衰退，腹部胀满，少寐，小便黄，大便不燥，舌质红绛，脉弦。此证为厥阴之气上冲于胃，胃气被阻，不得通降。拟用寒热并用之法调肝和胃，疏方：黄连 6g，川楝子 10g，乌梅 12g，白芍 15g，生姜 10g，蜀椒 9g，当归 15g，陈皮 10g，枳壳 10g，香附 15g，郁金 12g。服药 5 剂，胃痛即止，气窜症状消失，食欲有所增加，腹部稍有胀满，于上方中加入焦三仙 30g，厚朴 10g，连服 3 剂，诸症皆安。

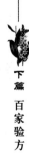

【按语】

《伤寒论》:"厥阴之为病,消渴,气上撞心,心中痛热,饥而不欲食。"本病寒热错杂,不可纯用苦寒,苦寒虽能清热泻火,但寒凉伤胃;单用温热,又助肝热。故必当寒温并用。方选乌梅汤加减。黄连、川楝子苦寒,乌梅、白芍酸收,生姜、川椒辛温,当归、陈皮、枳壳、香附、郁金气血并调。

柴胡加龙骨牡蛎汤

【方源】

汉·张仲景《伤寒论》。

【组成】

柴胡 12g,黄芩 9g,半夏 9g,人参 6g,生姜 9g,龙骨 30g,牡蛎 30g,大黄 6g,茯苓 6g,大枣 5 枚。水煎服,早晚各一。

【功效】

和解少阳,镇静安神。

【验案】

李某,男,48 岁,2008 年 10 月 15 日初诊。初诊:胸胃满闷,纳呆食少,恶心,口干口苦,时胃灼痛,乏力,大便不成形,小便调。情绪烦躁不畅,善叹息,心悸易惊,每日服安定,睡眠仍差。舌暗胖大边齿痕,苔干白根黄腻,脉左沉滑数,右细弱。处方:柴胡 15g,黄芩 15g,党参 20g,半夏曲

20g，炙甘草20g，桂枝20g，茯苓20g，熟军3g，生龙骨、生牡蛎各30g，橘红15g，远志15g，石菖蒲15g，炒枣仁30g，黄连6g（柴胡加龙骨牡蛎汤）。

二诊：家属告知患者曾在安定医院长期服用抗抑郁药物治疗乏效。服药7剂后诸症缓，食欲增，抑郁症缓，唯感晨起胸闷，呃逆明显，大便不成形，小便调，夜寐好转，但易醒梦多，体力可。舌暗胖、苔白、根黄略腻，脉左滑右细滑。继续调理痊愈。

【按语】

柴胡加龙骨牡蛎汤原治伤寒误下，病入少阳，少阳枢机不利，肝胆气滞，疏泄失常，郁久化热，少阳相火上炎，热扰心神之虚实夹杂证。具有和解枢机，镇定安神之功，适用于少阳兼烦惊证。此方融敛、通、补、温、清共用于一方，用药结构谨严，配合巧妙，令人叹服。凡临证见胸胁苦满，烦躁易怒，心神不安（惊），用本方化裁治疗，均效果良好。常用于神经官能症、癫痫、癔病、抑郁症等兼有胃脘不适之证，是中医的"安定"，中医的精神神经镇静剂。

柴胡桂枝干姜汤

【方源】

汉·张仲景《伤寒论》。

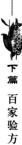

【组成】

柴胡半斤（15g），桂枝三两（去皮、9g），干姜二两（6g），瓜蒌根四两（12g），黄芩三两（9g），牡蛎二两（熬、6g），炙甘草二两（6g）。水煎，二次温服。

【功用】

和解少阳，逐饮截疟。

【验案】

龚明礼医案：祁某，女，61 岁，1983 年 5 月 26 日诊。胃脘疼痛已有一年余，某医院诊断为"胃下垂"。近一月来疼痛加剧，伴神疲乏力，纳少泛恶，口臭口干，胃脘部有振水声，心烦，大便时溏，舌边尖红苔薄白，脉细软无力。此属热郁肝胆，脾气虚愈，运化无权，水饮停聚胃中。治宜清利肝胆，温脾化饮。方拟柴胡桂枝干姜汤加味：柴胡 10g，黄芩 6g，桂枝 6g，干姜 6g，天花粉 12g，牡蛎 12g，炙甘草 6g，茯苓 10g。上方共进 3 剂，胃痛已减，口臭已愈，但出现腹中雷鸣。此为肝郁脾疏，脾气已运，上方加黄芪 12g，服 10 剂，诸症果愈。

【按语】

本例患者胃脘痛已一年余，西医诊为"胃下垂"。现症见口臭、口干、心烦、舌边尖红，为肝胆有热；神疲纳呆，大便时溏，脉细无力，为脾胃虚寒。辨证属热郁肝胆，脾气虚弱，气机不利，水停胃脘，故胃脘疼痛，且有振水音。治宜清利肝胆，温脾化饮，故选柴胡桂枝干姜汤加茯苓，以加强化饮利湿之功。辨证准确，故药到病除。

枳实消痞丸

【方源】

金·李杲《兰室秘藏》。

【组成】

干生姜、炙甘草、麦芽曲、白茯苓、白术各6g，半夏曲、人参各9g，厚朴12g，枳实、黄连各15g。共为细末，水泛小丸或糊丸，每服6~9克，饭后温开水送下，日2次；亦可改为汤剂，水煎服

【功效】

消痞除满，健脾和胃。

【验案】

郁，久病犯胃，当心作痛。今饱食动怒，痛发呕吐，是肝木侵土，浊气上踞。胀痛不休，逆乱不已，变为先寒后热，烦躁面赤，汗泄，此为厥象。厥阴肝脏之症显然在目。夫痛则不通，通字须究气血阴阳，便是看证要旨矣。议用泻心法。小川连，淡干姜，枳实，制半夏，鲜姜汁，生白术，潞党参，台乌药。

【按语】

此为曹沧洲案例。此病案为肝木克土，土虚且气机逆乱，当平调寒热，行气健脾止痛。用枳实消痞丸加减，其中枳实行

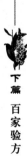

气除满；乌药易厚朴增其行气止痛之功；黄连、半夏、干姜辛开苦降，平调寒热；党参、白术益气健脾。药证合拍，故悉症毕除。

干姜黄芩黄连人参汤

【方源】

汉·张仲景《伤寒论》。

【组成】

干姜 15g，黄芩 10g，黄连 10g，人参 6g。水煎服。

【功效】

清胃温脾。

【验案】

堂某，男，45 岁，1982 年 5 月 20 日就诊。上腹疼痛，嗳气反酸，反复发作已 5 年多，遇精神刺激，饮食不当或寒冷季节则反复，近数月来服抗酸药物无效。检查：脐上至剑突间有明显压痛，拒按，舌淡，苔薄微黄，脉虚数，大便隐血试验阳性。X 线造影见：①壁龛；②十二指肠球部有激惹现象。辨证：胃热脾寒之胃脘痛。治法：调肝和胃，行气止痛。处方：干姜 15g，黄芩 10g，黄连 10g，木香 10g，党参 25g。服 1 剂后，症状好转；3 剂后，大便隐血试验阴性。随访至今未复发。

《干姜黄芩黄连人参汤治疗消化性溃疡》［母亮．四川中医，1989，7（7）：27]。

【按语】

本方寒热并用，扶正祛邪。《伤寒论》用于心下痞硬、呃逆、下利等症。方中干姜辛温散寒，解脾胃凝聚之阴寒，促脾为胃敷布津液；黄芩、黄连泄热燥湿，除胃中积热；人参扶助正气。四药合为健脾益气，温中散寒，泄热除痞，平衡阴阳，恢复脾胃受纳腐熟、运化转输功能之良方。

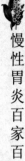

邪郁少阳型

　　临床表现为往来寒热，胸胁苦满，神情默默，不欲饮食，心中烦，喜呕，口苦，咽干，目眩，可伴腹中痛，或胁下硬痞，小便不利，或咳；舌苔薄白，脉弦。治法：和解少阳。处方：小柴胡汤、葛根汤。

小柴胡汤

【方源】

汉·张仲景《伤寒论》。

【组成】

柴胡25g，黄芩9g，半夏9g，人参6g，生姜9g，甘草6g，大枣5枚。水煎服，早晚各一。

【功效】

和解少阳。

【验案】

王某，女，54 岁。2006 年 7 月就诊。3 日前因着凉引起胃脘部胀满略痛，连及后背，时发热，恶心欲吐，口干口苦，头痛，乏力，不思饮食，寐不安，平素心烦易怒。大便尚可，1 次/日。舌质淡暗，苔前薄白后黄，根厚腻。脉弦细。胃镜显示：慢性萎缩性胃炎（胃黏膜充血水肿，胃后壁部分黏膜有红白相间花斑区）；中医诊断：胃痞（少阳枢机不利，兼化湿热）。治法：和解少阳，散热化湿。方药：方用小柴胡汤加减。柴胡 15g，党参 10g，清半夏 15g，甘草 6g，黄芩 10g，藿香 10g，大腹皮 10g，苏梗 10g，桔梗 10g，陈皮 10g，云茯苓 10g，白术 10g，生姜 3 片，大枣 5 枚。水煎服，日 1 剂，早晚分服。二诊头痛、时恶寒发热消失，胃脘胀满略缓，后背痛缓，恶心欲吐，口干口苦稍缓，仍感乏力神倦，时心悸。纳可，寐欠佳，入睡难，加当归 20g，酸枣仁 30g，龙眼肉 15g，远志 10g。三诊症状基本消失。3 月后复查胃镜：胃黏膜恢复正常，花斑区消失。

【按语】

此为袁红霞教授验案。《伤寒论》96 条："伤寒五六日中风，往来寒热，胸胁苦满，嘿嘿不欲饮食，心烦喜呕……小柴胡汤主之。"邪居少阳证，可分为三证：一是寒热往来，胸胁胀痛等邪在少阳之经的半表证；二是口苦咽干、目眩、心烦等热郁胆腑的半里证；三是喜呕，不思饮食等胆气犯胃证。本患为少阳半表半里兼化湿热，故以柴胡疏解少阳郁热，升达疏透，黄芩清泄少阳胆腑邪热，二药相伍，使气郁得达，火郁得发，半表半里之邪可达；半夏配生姜和胃降逆，散饮祛痰，同

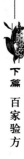

时姜、夏味辛能散，对疏通少阳郁热也有裨益；党参、甘草、大枣相配，扶正祛邪。从药性味看，柴、芩味苦，姜、夏味辛，参、草、枣味甘，合成苦降、辛开、甘调之法，各奏其功，又相辅相成。另加藿香、云苓、白术等健脾祛湿。

葛根汤

【方源】

汉·张仲景《伤寒论》

【组成】

葛根 4 两，麻黄（去节）3 两，桂枝（去皮）2 两，生姜（切）3 两，甘草（炙）2 两，芍药 2 两，大枣（擘）12 枚。

水煎服，早晚各一。

【功效】

表里双解。

【验案】

杜某，男，69 岁，1982 年 9 月 29 日初诊。胃痛已 30 多年，近七八年加剧，经常隐隐作痛，项背强，上肢有时发麻，全身发紧，易感冒。曾善饮酒，但近七八年来已戒除。三年前曾作 X 线钡餐透视，诊断为慢性胃炎。苔薄白，脉浮紧。中医诊断：胃痛。辨证：表邪不解，内迫阳明。治则：表里双解。葛根 15g，麻黄 9g，桂枝 6g，白芍 6g，生姜 6g，甘草 6g，大枣3枚，6剂，水煎服。服药后诸症状消失，春节期间曾多次饮酒，也未出现胃痛。

【按语】

此为刘景棋医案。胃脘疼痛，隐隐而作，不呕不利，乃阳明经气郁滞也；项背强急，全身发紧，脉象浮紧，乃太阳之邪不散也。太阳阳明合病，表邪内迫，放以葛根汤双解之则愈。《张氏医通》曰：此即麻黄、桂枝二汤合用，于中但去杏仁、增葛根，为阳明经证之专药，以其能辅麻黄大开肌肉也；去杏仁者，既开肌肉于外，不当复泄肺气于内也。

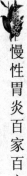

主要参考文献

［1］王庆其．内经选读［M］．北京：中国中医药出版社．2003

［2］张仲景．伤寒论［M］．北京：中国中医药出版社．2003

［3］张仲景．金匮要略［M］．北京：中国中医药出版社．2003

［4］孙思邈．备急千金要方［M］．北京：中医古籍出版社．1999

［5］王焘．外台秘要［M］．北京：人民卫生出版社．2005

［6］巢元方．诸病源候论［M］．北京：人民军医出版社．2006

［7］陈言．三因极一病证方论［M］．北京：人民卫生出版社．2005

［8］朱棣．普济方［M］．北京：中国中医药出版社．2006

［9］许叔微．普济本事方［M］．北京：中国中医药出版社．2006

［10］张从正．素问玄机原病式［M］．北京：中国中医药出版社．2006

［11］成无几．伤寒明理论［M］．北京：中国中医药出版社．2006

［12］朱震亨．丹溪医集·格致余论［M］．第2版．北京：人民卫生出版社．2005

［13］李杲．脾胃论［M］．北京：人民卫生出版社．2007

［14］李杲．兰室秘藏［M］．北京：人民卫生出版社．2007

［15］朱震亨．格致余论［M］．北京：人民卫生出版社．2007

［16］罗天益．卫生宝鉴［M］．北京：中国中医药出版社．2006

［17］王肯堂．证治准绳［M］．北京：中国中医药出版社．2006

［18］张璐．张氏医通［M］．北京：中国中医药出版社．2006

［19］赵献可．医贯［M］．第2版．北京：学苑出版社．2005

［20］张介宾．景岳全书［M］．北京：人民卫生出版社．2007

［21］虞抟．医学正传［M］．北京：中医古籍出版社．2002

［22］虞抟．苍生司命［M］．北京：中医古籍出版社．2004

［23］沈金鳌．杂病源流犀烛［M］．北京：中国中医药

出版社. 2006

　　[24] 叶天士. 临证指南医案 [M]. 北京：人民卫生出版社. 2007

　　[25] 沈金鳌. 沈氏尊生书 [M]. 北京：中国中医药出版社. 2006

　　[26] 罗美. 古今名医汇粹 [M]. 北京：中医古籍出版社. 1997

　　[27] 李用粹. 证治汇补 [M]. 北京：中国中医药出版社. 2006

　　[28] 龚延贤. 寿世保元 [M]. 北京：中国中医药出版社. 2006

　　[29] 江瓘. 名医类案 [M]. 北京：中国中医药出版社. 1996

　　[30] 喻昌. 寓意草 [M]. 北京：中国中医药出版社. 2008

　　[31] 王九峰. 王九峰医案 [M]. 北京：中国中医药出版社. 1994

　　[32] 姚若琴，徐衡之. 宋元明清名医类案 [M]. 影印版. 天津：天津市古籍书店. 1988

　　[33] 史亦谦. 医宗金鉴·杂病心法要诀白话解 [M]. 第3版. 北京：人民卫生出版社. 2005

　　[34] 史宇广，单书健. 当代名医临证精华·胃脘痛专辑 [M]. 北京：中医古籍出版社. 1990

　　[35] 刘晓伟. 胃肠病名家医案·妙方解析 [M]. 北京：人民军医出版社. 2007

　　[36] 蔡慎初. 慢性萎缩性胃炎中医证治 [M]. 上海：

上海科学普及出版社，2006

　　[37] 郑怀林．古今专科专病医案·脾胃病 [M]．西安：陕西科学技术出版社．2000

　　[38] 李冀，段凤丽．中国现代百名中医临床家丛书·段富津 [M]．北京：中国中医药出版社．2007

　　[39] 张长恩．中国汤液方证续·金匮要略方证学 [M]．北京：人民军医出版社．2008

　　[40] 唐先平，路杰云，等．脾胃病古今名家验案全析 [M]．北京：科学技术文献出版社．2007

　　[41] 刘国祥．中医医论医案医话精选 [M]．乌鲁木齐：新疆科技卫生出版社．1997

　　[42] 胡毓恒．胡毓恒临床验案精选 [M]．长沙：湖南科学技术出版社．2007

　　[43] 陈明，刘燕华，等．刘渡舟临证验案精选 [M]．北京：学苑出版社．1996

　　[44] 陈明，郭秀丽．温病名方验案说评 [M]．北京：学苑出版社．2001

　　[45] 丁光迪．中国百年百名中医临床家丛书·丁光迪 [M]．北京：中国中医药出版社．2002

　　[46] 崔应珉．中华名医明方薪传·胃肠病 [M]．郑州：郑州大学出版社．1997

　　[47] 阿提卡·吾布力哈斯木，胡晓灵．沈宝藩临床经验辑要 [M]．北京：中国医药科技出版社．2000

　　[48] 陈明，张印生．伤寒名医验案精选 [M]．北京：学苑出版社，1998

　　[49] 邱德文，沙凤桐，等．中国名老中医药专家学术经

验集［M］．贵阳市：贵州科技出版社．1997

［50］李学铭．中国百年百名中医临床家丛书·叶熙春［M］．北京市：中国中医药出版社．2004

［51］姜建国，李树沛．中国百年百名中医临床家丛书·李克绍［M］．北京市：中国中医药出版社．2004

［52］李僖如．胃肠疾病古今效方［M］．北京：科学出版社．1998

［53］全国急症胃痛协作组．急症胃痛症治［M］．北京：中国医药科技出版社．1991

［54］唐俊琪，高新彦，等．古今名医内科医案赏析［M］．北京：人民军医出版社．2005

［55］杨明会，窦永起，等．赵冠英验案精选［M］．北京：学苑出版社．2003

［56］叶任高，陆再英．内科学［M］．第6版．北京：人民卫生出版社．2006

［57］刘含堂．经方治病经验录［M］．北京：学苑出版社．2008

［58］孔繁亮．孔庆丰医疗经验［M］．山西：山西科学技术出版社．2008

［59］王智贤．王智贤老中医六十年杂病治验实录［M］．太原：山西科学技术出版社．2006

［60］连建伟．历代名方精编［M］．杭州：浙江科学技术出版社．1987

［61］刘渡舟．新编伤寒论类方［M］．太原：山西科学技术出版社．1984

［62］阎小萍．焦树德临证百案按［M］．北京：北京科

学技术出版社．2006

　　［63］王晓光．当代名医经方应用赏析［M］．北京：人民军医出版社．2005

　　［64］何任．金匮要略新解［M］．北京：中国中医药出版社．2003

　　［65］裴永清．伤寒论临床应用五十论［M］．第 2 版．北京：学苑出版社．2005

　　［66］程爵棠．当代名医临证治验实录［M］．第 2 版．北京：学苑出版社．2007

　　［67］余明哲，彭美凤．金匮要略新解［M］．北京：中国中医药出版社．2003

　　［68］单书健，陈子华，等．古今名医临证金鉴·胃痛痞满卷［M］．北京：中国中医药出版社．1998

　　［69］王新华等．中医历代医案精选［M］．南京：江苏科学技术出版社．1998

　　［70］陶汉华，张苏颖，等．刘献琳学术经验辑要［M］．青岛：山东科学技术出版社．2000

　　［71］何任．何任临床经验辑要［M］．北京：中国医药科技出版社．1998

　　［72］陈明，张印生，等．伤寒名医验案精选［M］．北京：学苑出版社．1998

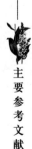

主
要
参
考
文
献